SOCIÉTÉ FRANÇAISE D'OPHTALMOLOGIE

CONGRÈS DE 1905

RAPPORT

SUR LA

CORRECTION TOTALE DE LA MYOPIE

PAR

Le Docteur A. BOURGEOIS

(DE REIMS)

PARIS

G. STEINHEIL, ÉDITEUR

2, RUE CASIMIR-DELAVIGNE 2

1905

SOCIÉTÉ FRANÇAISE D'OPHTALMOLOGIE

CONGRÈS DE 1905

CORRECTION TOTALE DE LA MYOPIE

par M. le Dr A. BOURGEOIS (DE REIMS).

*Rapport présenté le 1ᵉʳ mai 1905 au 22ᵉ Congrès de la
Société française d'Ophtalmologie.*

CONSIDÉRATIONS PRÉLIMINAIRES

En acceptant le rôle de rapporteur sur cette intéressante
question, je ne me suis pas dissimulé les difficultés qu'elle
présente. Mais, persuadé de l'importance qu'il y avait à la
bien exposer, j'ai approfondi et médité attentivement la
plupart des travaux qui ont été publiés sur la correction totale de la myopie. Ces travaux sont assurément connus du
plus grand nombre. L'analyse que j'en ferai servira surtout
à grouper les opinions des ophtalmologistes partisans de la
correction totale, de façon à fournir des éléments précis
pour la discussion de ce rapport.

Comme les ophtalmologistes, adeptes de la correction
totale, ne me paraissaient pas très nombreux, à en juger par
les mémoires ou les communications parus sur ce sujet, j'ai
cru bon de m'adresser à tous nos collègues de la Société
française d'ophtalmologie, pour connaître leur sentiment
ou le résultat de leur expérience. Le nombre des réponses
que j'ai reçues est peu considérable, relativement à la quantité de circulaires que j'ai envoyées (plus de 300). Je présume que ceux qui n'ont pas répondu, ou bien ne se trou-

vaient pas suffisamment documentés, ou bien ont préféré attendre le moment de la discussion pour révéler leur opinion.

Dans cette étude, on n'envisage bien entendu que la *myopie axile*. Pour n'y plus revenir, j'adopterai la classification des degrés de myopie généralement admise :

Myopie faible, jusqu'à   3 d.

Myopie moyenne, jusqu'à 6 d.

Myopie forte,   >   6 d.

Myopie excessive,   >   12 d. (1).

La fréquence relative des différents degrés de myopie est donnée par le tableau ci-dessous, que j'emprunte à Sulzer (*Encyclopédie française d'Ophtalmologie*, t. III, p. 319). Ce tableau a été établi par Schweizer, pour la clinique universitaire de Zurich.

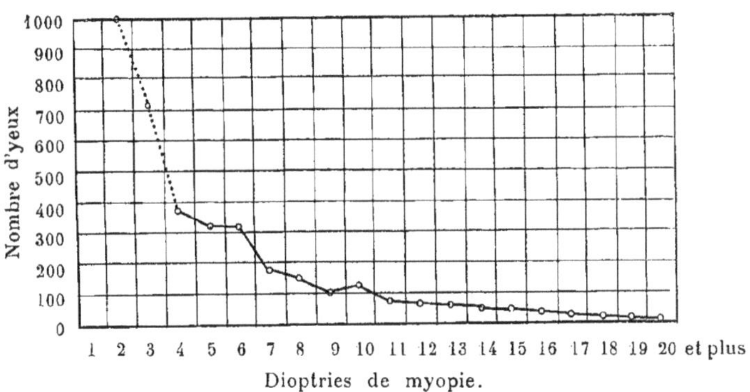

On voit que la proportion des myopes faibles dépasse de beaucoup celle des cas de myopie moyenne. A partir de 7 dioptries, il y a une décroissance notable, jusqu'à 12 dioptries. Les myopies excessives présentent des chiffres très

(1) Pour désigner le mot « dioptrie » en abrégé, je pense qu'il est bon de s'entendre, et d'agir comme on le fait pour les unités du système métrique. On écrit, par exemple : 0 m. 50, 3 m., 4 m. 50. Il est logique de s'y prendre de la même façon pour la dioptrie et d'écrire : 0 d. 50, 3 d., 4 d. 50 ; c'est la formule la plus simple. — La lettre D est déjà employée en physique pour désigner la densité.

inférieurs ; et cette infériorité marquée mérite qu'on la signale.

La femme est deux fois plus prédisposée que l'homme à la myopie forte, tandis que l'inverse existe pour la myopie de faible degré (Sulzer, *loc. cit.*).

Comment la plupart des ophtalmologistes ont-ils corrigé et corrigent-ils encore la myopie ?

De 1 à 3 d., on ne prescrit pas de verre pour la vision rapprochée, pour laquelle on recommande d'observer la distance de travail à 33 centimètres. Par conséquent, verres pour voir de loin seulement.

Donc pas de correction de la myopie au-dessous de 1 dioptrie.

Dans la myopie moyenne, on donne des verres pour la vision de loin plus faibles en général que le degré de myopie. Pour la vision de près, on prescrit des verres dont le numéro est égal ou un peu inférieur à la moitié du numéro des verres pour loin.

Certains myopes de cette catégorie se servent aussi d'un seul et même numéro de verres, pour voir de loin et pour voir de près. La vision de près peut être assurée de cette façon ; mais le verre est insuffisant pour voir à distance.

Dans la myopie forte, les verres que l'on conseille pour la vision de loin restent toujours inférieurs au degré de la myopie ; pour la vision de près, les verres sont égaux ou inférieurs à la moitié du numéro prescrit pour loin.

Lorsque la myopie est excessive, les myopes aiment mieux souvent se passer de lunettes, surtout s'ils n'en ont jamais porté. Et, s'ils en acceptent, leur numéro est très inférieur au degré de l'amétropie.

Les verres pour près et pour loin sont disposés dans des montures séparées, les premiers en lunettes, les seconds en pince-nez ; ou bien, des verres montés en faces-à-main, servent à doubler, pour voir de loin, les verres de la vision rapprochée.

Pour certains usages, le dessin, la musique, on prescrit aussi un verre intermédiaire.

Au verre sphérique est adjoint un verre cylindrique, corrigeant l'astigmie qui accompagne fréquemment la myopie.

L'insuffisance des droits internes est combattue, s'il y a
lieu, par des prismes horizontaux à base interne ou par la
décentration des verres concaves.

Je n'entre pas dans plus de développements sur ces règles
connues de tous.

Tel est le régime sous lequel ont vécu bien des myopes
depuis bien des années. Et de cette façon on a remédié à
bien des cas de myopie progressive, d'asthénopie musculaire et d'insuffisance de la convergence.

Ce système, conseillé par des maîtres comme Javal et
Landolt, exposé par tous les traités modernes d'ophtalmologie, appliqué par nombre de praticiens, ne peut pas être
accusé d'avoir produit de fâcheux résultats. Ce n'est donc
pas pour ce motif que se présente aujourd'hui la question
de la correction totale. Celle-ci semble être un perfection-
nement apporté à la méthode courante, je dirais volontiers
une évolution (et non pas une révolution) qui apparaît dans
des conditions séduisantes, et cela peut-être en raison
même des perfectionnements qui ont été apportés aux
méthodes d'examen et qui nous ont donné ces deux mer-
veilleux procédés : la skiascopie et l'ophtalmométrie.

J'ai donc pour mission de démontrer quels peuvent être
les avantages de la correction totale, et mon plan est tout
tracé : il consistera à exposer d'abord les travaux des ophtalmologistes qui se sont particulièrement occupés de la
question ; puis à examiner, en me basant sur ces travaux,
quels bénéfices nos clients myopes sont susceptibles de
retirer de la correction totale, en partant de ce principe de
pathologie générale : « il n'y a pas de myopie, il n'y a que
des myopes ».

ANALYSE DES TRAVAUX SE RAPPORTANT A LA CORRECTION TOTALE DE LA MYOPIE

Ces travaux seront analysés par ordre chronologique. Ils seront précédés d'un numéro d'ordre, qui servira par la suite à les désigner dans le courant du rapport.

1. — Förster. — De l'influence des verres concaves et de la convergence des axes visuels sur les progrès de la myopie. *Archiv für Augenheilkunde*, vol. 14, 1885. — Le professeur de Breslau pense que la cause principale du développement de la myopie est le travail trop rapproché, déterminant un grand effort de convergence. C'est par suite de l'action exagérée et prolongée du droit interne sur la sclérotique que se produirait l'allongement de l'axe antéropostérieur. Förster n'admet pas que cet allongement reconnaisse pour cause les efforts d'accommodation et la contraction du tenseur de la choroïde. Il conseille de corriger de bonne heure la myopie par des verres concaves, et cite 51 cas, qui prouvent que le port constant de verres de correction totale, avec distance de travail à 40 centimètres, a empêché la myopie de progresser.

2. — Priestley Smith. — Discussion sur la myopie, *British medical association*, juillet 1890. — L'auteur rappelle que Donders disait en 1864 : « L'œil emmétrope est l'œil normal... un œil myope n'est pas un œil sain... La myopie progressive est une maladie véritable... Dans la jeunesse, la myopie est presque toujours progressive. »

Passant en revue les circonstances qui prédisposent certains enfants à la myopie, tandis que d'autres, vivant dans les mêmes conditions, restent emmétropes, ou même hypermétropes, il énumère les principales causes invoquées : surtout une structure particulière de la sclérotique à son point d'attache à la gaine du nerf optique ; une structure particulière du nerf optique, qui ferait que ce dernier opposerait une résistance plus grande que d'habitude aux mouvements de rotation du globe ; des conditions particulières des muscles portant sur la direction suivant laquelle ils agissent sur le globe, ou sur leurs relations avec l'émergence des vasa-vorticosa ; enfin des particularités dans le développement, la forme et la position des orbites.

Beaucoup plus importante est en pratique la prédisposition héréditaire. Les enfants de parents myopes ne naissent pas myopes, mais sont plus prédisposés à le devenir que les enfants nés de parents emmétropes.

La relation qui existe entre la vie scolaire et le développement de la myopie est surabondamment prouvée de nos jours. Les nombreuses statistiques, donnant la réfraction prise chez les enfants des écoles et chez les enfants plus âgés des lycées, viennent confirmer l'opinion de Donders, qui, parlant des effets nuisibles d'une forte convergence pour la lecture et l'écriture, déclarait que c'est dans les écoles que sont jetés les fondements de la myopie.

Après avoir rappelé les principaux préceptes de prophylaxie, l'auteur expose le traitement de la myopie, en spécifiant d'abord que pour tout cas de myopie on doit envisager les deux indications générales suivantes :

a) Corriger les effets de la maladie dans le présent ;

b) Prévenir autant que possible l'aggravation dans l'avenir.

Le traitement de chaque cas dépendra :

1° De l'âge et de l'occupation du malade : toutes choses égales d'ailleurs, la myopie aura d'autant plus de tendance à atteindre un haut degré, qu'elle aura débuté chez un sujet plus jeune ; elle aura d'autant moins de chances de s'arrêter que le malade, par goût ou nécessité, sera occupé à un travail de près, lecture ou écriture. Les enfants de parents myopes, atteints de bonne heure par la maladie, devront être soumis à des examens périodiques et cesser ou restreindre leurs études. De même les adultes atteints de myopie forte et progressive devront sacrifier le présent en tant que travail de près pour prévenir un désastre.

2° Du degré et du caractère de la myopie : toute myopie

doit être considérée comme pouvant progresser, jusqu'à ce que le temps ait prouvé qu'elle est stationnaire.

Il faudra se tenir doublement sur ses gardes, examiner ces yeux à intervalles plus ou moins rapprochés. Ceci est particulièrement important chez les jeunes gens chez lesquels la suppression du travail à la lumière artificielle, une meilleure attitude pour le travail, le port de verres convenables et telles autres précautions, au besoin la suppression de tout travail pendant un certain temps, peuvent arrêter la progression de la myopie.

3° L'état de l'accommodation : le myope met relativement peu en jeu son accommodation. Si on lui donne des verres corrigeant complètement sa myopie, il se peut que le muscle ciliaire ne puisse répondre au début à cette augmentation, mais il ne tardera pas, en général, à recouvrer rapidement sa vigueur normale. Ici se pose la question de savoir si la mise en jeu de l'accommodation peut amener une augmentation de la myopie.

Certains ophtalmologistes accusent l'accommodation de produire ces effets plutôt que la convergence. D'autres, bien que considérant la convergence comme le principal coupable, ne corrigent cependant pas toute la myopie. Jusqu'à ces derniers temps l'auteur prescrivait des verres plus faibles pour la vision de près que pour la vision à distance. Aujourd'hui il prescrit à ceux qui peuvent s'en servir les mêmes verres pour la lecture et pour la vision de loin. Lorsque la chose est impossible, à cause du peu d'étendue de l'accommodation, il prescrit les verres les plus forts qui puissent être supportés. L'avantage de ces verres est d'augmenter la distance de la lecture pour la myopie. Il pense que l'expérience montre que plus tôt on aura rétabli chez le myope l'accommodation possédée par l'emmétrope, mieux le malade s'en trouvera pour le présent et pour l'avenir.

4° L'existence ou l'absence de l'insuffisance des droits internes : on doit chercher à obtenir un rapport convenable entre la convergence et l'accommodation. Les verres correcteurs peuvent établir ce rapport. D'un autre côté ils peuvent troubler le rapport préexistant. Dans ce cas, il faudra augmenter progressivement et graduellement les verres. La vision binoculaire peut être favorisée par la décentration des verres, l'usage des prismes et la ténotomie. D'un autre côté, dans les myopies fortes, il vaut mieux favoriser la vision monoculaire que de maintenir une convergence pénible et nuisible.

(Cette traduction, très détaillée et très précise, a été empruntée au *Recueil d'ophtalmologie*, 1891.)

3. — Bravais. — Du traitement de la myopie progressive et du choix des verres correcteurs dans cette affection. *Société française d'ophtalmologie*, 1890. — Dans son excellent rapport, Bravais rappelle que Giraud-Teulon conseillait de corriger toute la myopie chez les jeunes sujets, et que Donders était du même avis pour les degrés faibles de myopie.

J'aurai à revenir plus loin sur l'opinion de Donders, à propos du mémoire de Sattler (21).

Le rapport de Bravais s'occupe de la correction de la myopie par les moyens usuels, et ne fait pas allusion à la correction totale, dont il n'a été question que dans la discussion du rapport.

C'est dans cette discussion que H. Dor se prononça en faveur de la correction totale : « Théoriquement, disait-il, il n'y a aucune objection à faire à cette pratique, car les verres correcteurs placent l'œil dans les conditions de l'œil normal ; nous exigeons, il est vrai, des efforts d'accommodation dont l'œil myope non corrigé peut se passer, mais nous diminuons d'autant les efforts de la convergence, et cette quantité d'accommodation prise en plus ne dépasse point celle qu'emploie sans fatigue l'œil normal. »

4. — Jackson. — La correction totale de la myopie. *Société américaine d'ophtalmologie*, 1892. — Cet auteur cite les observations de 24 malades, dont la myopie avait été corrigée entièrement. Dans trois cas seulement, il avait eu à constater une augmentation ; il s'agissait d'étudiants âgés de douze à vingt et un ans, et leur myopie est devenue stationnaire plus tard, en portant toujours la correction entière.

La plupart des ophtalmologistes qui prirent part à la discussion de la communication de Jackson, se déclarèrent partisans de la correction totale, notamment Risley, dont les opinions se trouvent exposées plus loin, et Harlan, qui rendit.compte de 12 cas de myopie de 4 à 16 d., chez des sujets de cinq à vingt-cinq ans, munis par lui de la correction entière ; dans 8 cas, la myopie est restée stationnaire, tandis qu'il y a eu une légère augmentation, variant de 0 d. 50 à 1 d. 50, dans 3 cas ; dans un cas seulement, l'augmentation a été de 2 d. 50 en neuf ans. Harlan croit qu'une c onvergence excessive sans accommodation est le plus important facteur dans la progression de la myopie, tandis que le rétablissement de la relation normale entre ces deux fonctions est la mesure thérapeutique la plus efficace.

(Compte rendu emprunté aux *Annales d'oculistique*, 2ᵉ semestre 1892.)

5. — Risley. — La diminution de la fréquence de la myopie obtenue par la correction optique et le traitement de la myopie. *Société américaine d'ophtalmologie*, 1894.

— L'auteur relate l'expérience d'ensemble faite par les ophtalmologistes de Philadelphie. Après avoir corrigé partiellement la myopie jusqu'en 1872, ils firent ensuite la correction totale pendant une période de vingt ans, en corrigeant soigneusement tous les cas d'astigmie. Tous les sujets examinés de 1874 à 1894 ont été groupés selon l'état de leur réfraction. Or la fréquence relative et le degré moyen de la myopie ont été plus élevés parmi les sujets examinés de 1874 à 1884 que parmi ceux examinés de 1884 à 1894. La première décade comprend 28,43 p. 100 de myopes, et la seconde 16,78 p. 100. La même diminution se retrouve pour les verres de lunettes délivrés par les opticiens de Philadelphie. Les deux principaux ateliers ont délivré pendant la première décade 25,4 p. 100 de verres concaves, contre 15,2 p.100 de verres concaves pendant la seconde. Le nombre absolu de sujets atteints d'une myopie supérieure à 10 d. est de moitié moindre dans la seconde période décennale que dans la première. La même diminution se retrouve dans la force relative des verres délivrés par les opticiens. Pour les degrés moins forts de la myopie, on trouve également une diminution, et seul le nombre des individus atteints de myopie inférieure à une dioptrie a augmenté dans la seconde période par rapport à la première période décennale. Ce

dernier fait montre qu'un grand nombre de cas de myopie
ont été arrêtés dans leur premier développement par la correction optique ; il explique en même temps la diminution
du nombre d'yeux atteints d'une myopie élevée.

(Compte rendu emprunté aux *Annales d'oculistique*,
2ᵉ semestre 1894).

6. — H. Dor. — Correction totale de la myopie. *Société
française d'ophtalmologie*, 1897). — L'auteur complète
l'argumentation qu'il a présentée en 1890, à propos du rapport Bravais, analysé plus haut (3). Pour démontrer l'utilité
de la correction totale, il se fonde sur 276 observations de
myopes suivis pendant une ou plusieurs années. Il cite
seulement les exemples les plus frappants, réunis en un tableau, qui comprend 68 cas, lesquels sont répartis en myopes de 0 à 2 d., myopes de 2 à 6 d., myopes de 6 à 13 d.,
myopes de 13 d. et au-dessus, de tous les âges, mais particulièrement des enfants et des adultes.

Sur ces 68 cas, 26 fois la myopie est restée stationnaire,
et elle a diminué dans 17 cas. Dans 28 cas, le port constant des verres correcteurs n'a pu empêcher l'augmentation
de la myopie. Mais la correction totale a eu une influence
favorable sur l'acuité visuelle ; en effet, si elle est restée
stationnaire dans 38 cas, dont la plupart avaient une acuité
normale (V = 1), il y a eu 27 fois une amélioration et seulement 9 fois une diminution, si fréquente, on le sait, lorsqu'on ne fait pas usage de verres appropriés.

La prescription des verres était basée sur l'examen fait
par la méthode objective : détermination du remotum, men-
suration du verre le plus faible qui donnait la meilleure
acuité à distance, puis par la skiascopie. Et, comme à
côté de la myopie statique il existe le plus souvent une myopie dynamique, H. Dor prescrivait, pour porter continuellement pendant le premier mois un verre plus faible de 1/5
environ que la myopie trouvée et ce n'est qu'au bout d'un
mois qu'il donnait le verre définitif. L'atropine a été employée très rarement pour la détermination de la myopie.

A propos de la discussion de cette communication, Dran-
sart se prononça en faveur de la correction totale. Armaignac a déclaré également que depuis vingt ans il corrigeait

totalement la myopie, toutes les fois que cette correction pouvait être supportée.

G. Martin, partisan de la correction totale, admet que les verres sont surtout bien supportés, si la correction de l'astigmie concomitante est bien faite.

7. — PFALZ et HEINE. — Correction totale de la myopie. *Société allemande d'ophtalmologie*, Heidelberg,1901. — Ces auteurs ont donné à tous les myopes jeunes la correction totale de leur amétropie. Par un contrôle exact ils ont constaté que, dans ces conditions, la myopie augmentait moins qu'avec une correction incomplète. Pour Pfalz, ce qui paraît le plus influencer l'augmentation de la myopie, ce n'est pas l'effort accommodatif mais au contraire l'absence de celui-ci. Il préconise dans la correction totale l'emploi des lunettes, de préférence avec verres périscopiques.

(Extrait emprunté aux *Annales d'oculistique*,2e sem.1901).

8. — SCHREIBER. — Comment corrige-t-on le plus utilement la myopie? *Klinische Monatsblätter für Augenheilkunde*, 1902. — Schreiber estime que de 7 à 14 ans il est absolument nécessaire de corriger les myopies supérieures à 1 d. 25 et de faire porter la correction totale d'une manière continue. Chez les myopes de 20 ans au plus, qui n'ont pas jusque-là porté la correction totale, on ne la prendra pas en raison de troubles asthénopiques qu'elle provoquerait. Si, malgré la correction totale, la myopie progresse, il faudra traiter l'état général et notamment prescrire les bains de mer·

9. — MEYERHOF. — Sur la progression de la myopie élevée dans les cas de correction incomplète dans la vision de près (*Klinische Monatsblätter für Augenheilkunde*, 1902).

L'auteur relate la statistique d'Augstein, qui avait l'habitude de prescrire une correction légèrement inférieure à la correction complète. Il a réuni 61 observations de myopes jeunes suivis pendant un an au minimum. Sur ces 61 cas, il y en a eu 23 de stationnaires, 15 de légèrement progressifs, et 23 de fortement progressifs. Ces résultats sont inférieurs à ceux qu'ont obtenus Pfalz et Heine par la correction totale.

(Extraits empruntés aux *Annales d'oculistique*, 2e semestre 1902.)

10. — Vacher et Bailliard. — Influence de la correction totale de la myopie sur sa progression. *Société française d'ophtalmologie*, 1902.— Les auteurs commencent par affirmer qu'il faut par tous les moyens s'efforcer de redresser la tête et obtenir l'éloignement du livre ou de l'ouvrage.

Au premier abord, il paraît évident que la correction partielle faite de telle façon qu'elle ramène le remotum à 33 centimètres, supprime l'attitude vicieuse ; mais la pratique montre que dans la réalité il en est autrement. Un myope de 5 d. portant des verres — 2, ne tient pas ses yeux à 33 centimètres de son livre, pas plus qu'un myope de 3 d. non corrigé ne conserve cette distance qui mesure cependant son remotum.

La cause de cette différence entre la théorie et la pratique vient de la convergence.

En effet un œil myope de 3 d. non corrigé, fera pour lire à 33 centimètres un effort de convergence de 3 angles métriques ; pour la même distance l'effort accommodatif chez lui devrait être nul. Mais, comme les deux fonctions, convergence et accommodation, toutes deux sous l'influence du moteur oculaire commun, sont parallèles, il est impossible au myope de converger de 3 Am. sans accommoder en même temps. Cet effort d'accommodation, si faible soit-il, l'oblige à se rapprocher de l'objet qu'il regarde, et sa myopie s'élève légèrement.

La correction totale, au contraire, rétablit le parallélisme entre les deux fonctions d'accommodation et de convergence. Le myope corrigé exactement peut conserver facilement et longuement la distance de 33 centimètres entre son œil et l'objet fixé.

Lorsqu'il s'agit de prescrire la correction totale, il faut examiner avant tout l'état des membranes profondes et l'acuité visuelle.

Si les membranes profondes sont intactes, qu'il n'y ait pas de staphylome étendu, et que la vision soit normale après correction totale, celle-ci est ordinairement bien supportée. Si, pour la vision rapprochée, les verres exacts fatiguent pendant les premières semaines, on y arrivera progressivement en augmentant d'une demi ou d'une dioptrie chaque mois, en ayant soin d'imposer l'obligation de ne jamais rapprocher les objets plus près que 33 centimètres.

Si l'on se trouve dans le cas d'un staphylome progressif, si la vision est notablement inférieure à la normale après correction, il faut être prudent, et ne pas prescrire la correction totale, si les lésions sont actives, c'est-à-dire en voie d'évolution.

Depuis six ans, Vacher corrige exactement la myopie d'emblée chez les sujets dont le nombre de dioptries est inférieur au nombre d'années. Il prescrit d'abord une cure d'atropine pour éliminer la myopie de contracture ou tout spasme d'accommodation, et conseille de porter constamment des lunettes.

Chez les individus dont la myopie dépasse le nombre d'années et qui sont âgés de moins de 20 ans, ce n'est que progressivement que l'on arrive à la correction totale, à moins que la suppression du cristallin transparent ne trouve ses indications.

Ce travail est complété par 19 observations, se rapportant presque toutes à de jeunes sujets. D'autres observations, moins anciennes, tendent à prouver qu'il y a lieu de corriger totalement la myopie dès l'âge de 6 à 7 ans.

J'ai donné à peu près littéralement les extraits de cet important travail : car les règles qui s'y trouvent si nettement exposées ne pouvaient pas être présentées sous une forme succincte ou résumée.

11. — CHEVALLEREAU. — De la correction totale de la myopie. *Société française d'ophtalmologie*, 1902. — Ce travail commence par repousser absolument l'influence de l'accommodation sur la progression de la myopie.

Ce qui provoque la myopie, dit l'auteur, ce qui la rend progressive et amène toutes les complications qui en sont la suite, comme l'a si bien démontré Giraud-Teulon, ce sont les efforts de convergence ; c'est la convergence qu'il faut combattre et pour cela il faut mettre les myopes en état non seulement de voir pour la lecture et l'écriture à une distance de 33 centimètres ; il faut, pour toutes les circonstances de la vie, les assimiler, autant que possible, à des emmétropes en faisant la correction totale de la myopie. Il faut, bien entendu, que l'on ait affaire à des myopes jeunes, près du début de leur affection ; mais alors il faut leur donner une seule sorte de verres, ceux corrigeant réellement leur myopie, et les leur faire porter en toutes circonstances. S'il y a lieu, faire la correction de l'astigmie.

Que peut-on craindre du port de ces verres ? Ces myopes ainsi assimilés à des emmétropes, verront nettement à l'infini ; pour des distances déterminées, ils accommoderont d'autant plus que l'objet sera plus rapproché ; mais c'est ce que font tous les emmétropes.

L'auteur rend compte d'une statistique intéressante faite dans l'espace de quelques semaines. Dans 62 cas de myopie égale à 10 d. au moins, 30 sujets n'avaient jamais porté aucun verre ; dans 32 cas, ils n'avaient jamais porté que des verres faibles et seulement par instants, et pour mieux voir à distance. Tous les sujets atteints de myopie forte, avec complications variables, étaient des malades qui n'avaient pour ainsi dire jamais porté de verres. L'absence de correction de la myopie ou sa correction trop incomplète paraît donc être la cause de la progression et des complications habituelles de la myopie.

Dans une autre statistique, datant de plusieurs années, comprenant des myopes d'un degré quelconque, la prescription de la correction totale a eu pour résultat de maintenir la myopie stationnaire et dépourvue de toute complication.

Chez tous ses myopes, l'auteur s'est efforcé de faire pénétrer cette idée, c'est qu'il faut surtout corriger la myopie pour la vision de près ; que, pour la vision éloignée, cela a beaucoup moins d'importance. En effet c'est par les efforts de convergence sur un objet rapproché, trop rapproché, que la myopie progresse et se complique ; au contraire, si un sujet voit mal à distance, il se privera de bien des jouissances, sera exposé à bien des impairs désagréables dans la vie mondaine, mais du moins les yeux n'en souffriront nullement. Bien des mères, ennuyées de voir leur fille porter des lunettes pour sortir, acceptent cette manière de faire.

La conclusion de ce travail est que, chez les sujets jeunes, la correction totale et permanente de la myopie est

indispensable pour empêcher sa progression et ses complications.

12. — L. Dor. — *Correction totale ou partielle de la
myopie*. Brochure. Lyon, 1902 (Les mêmes idées avaient
déjà été défendues par l'auteur dans la *Province médicale*,
février-mars 1899, et dans son ouvrage : *La fatigue oculaire et le surmenage visuel*, 1900). — L'auteur est, comme
son père, partisan de la correction totale. Il considère que
l'augmentation de la myopie a pour cause la fatigue visuelle qui résulte de ce que l'accommodation et la convergence ont cessé d'être normales ; bien loin de supprimer
ces fonctions, il cherche à les rétablir, et démontre la nécessité de la correction totale, en s'appuyant sur les travaux
connus d'Iwanoff (*Journal de l'Anatomie et de la Physiologie*, 1870), concernant l'atrophie du muscle de Müller chez
les myopes.

Les fibres circulaires du muscle ciliaire, bien développées
dans l'enfance, cessent de fonctionner chez les myopes non
corrigés complètement et auxquels on supprime ainsi l'accommodation ; c'est à cause de leur inaction que les fibres
circulaires du muscle ciliaire, imitant en cela les muscles
qui se reposent trop, finissent par s'atrophier.

Tandis que le muscle de Müller s'atrophie, il arrive au
contraire que les fibres longitudinales (muscle de Brücke)
s'hypertrophient. Les tiraillements sur la choroïde de ces
fibres hypertrophiées peuvent être la principale cause des
complications graves qui accompagnent la myopie forte. Il
ne faut donc jamais laisser arriver la myopie à ce degré,
afin de lutter contre l'atrophie des muscles accommoda-
teurs ; car c'est cette atrophie qui est le vrai danger, et
c'est se faire complice du processus d'atrophie que de
donner systématiquement des verres inférieurs de trois
dioptries à la myopie réelle.

En demandant aux fibres atrophiées de reprendre leurs
fonctions, on se heurte au refus des malades, on est obligé
de lutter contre leur disposition naturelle à ne pas faire ce
qui les fatigue et contre leur crainte de porter des verres
trop forts ; on n'arrive pas toujours à un résultat immédiat ;
mais, dans la plupart des cas, si le malade est docile, on

parvient, au bout de quelques mois, à lui faire porter un verre correcteur complet. Ne voit-on pas dans cette lutte fatigante qui dure des semaines et des mois, la preuve que l'on réveille un muscle affaibli et ne croit-on pas que, lorsqu'au bout de quelques semaines, le malade commence à s'habituer à ses lunettes, on puisse avoir la sensation que les fibres circulaires recommencent à fonctionner?

Il est bien évident que l'on tiendra compte, à partir de 45 ans, du degré de presbyopie qui survient chez tout le monde et chez certains myopes plus encore que chez les emmétropes ; il convient d'ajouter aussi que la correction totale, ayant pour but de ramener le fonctionnement d'un muscle en voie d'atrophie, il ne faudra pas imposer un surcroît de travail à des sujets anémiques, neurasthéniques ou intoxiqués, avant d'avoir modifié et traité leur état général.

Quant à la question de savoir pourquoi il peut arriver, même à des malades à qui l'on a conseillé la correction totale, d'avoir de la choroïdite et un décollement de la rétine, l'auteur l'explique par un mauvais centrage des verres, beaucoup plus que par une trop grande force réfringente de ces verres ; il est d'avis qu'on doit toujours se préoccuper non seulement de corriger la réfraction individuelle de chaque œil, mais encore de faire décentrer les verres de telle sorte qu'ils aient, outre leur action dioptrique, une action prismatique, et que l'on commet trop souvent des erreurs dans l'appréciation de l'action prismatique des verres décentrés.

13. — A. Rischer. — Statistique sur les cas de myopie observés à la clinique du Dr Rückert, à Zittau ; contribution à l'étude de la correction complète. *Klinische Monatsblätter für Augenheilkunde*, 1902. — Rückert prescrit le même verre pour la vision de près et pour la vision de loin ; il attache peu d'importance à la correction exacte de la myopie jusqu'à la dernière dioptrie. Si le patient accepte pour la vision de près le verre qui donne la correction totale, ou s'il y a de l'insuffisance de convergence, Rückert conseille de conserver continuellement ce verre ; dans les autres cas, il le diminue d'une dioptrie à une dioptrie et demie.

Les myopes d'un degré élevé sont d'abord soumis à une correction inférieure, puis pendant l'année on augmente le verre en s'approchant de plus en plus de la correction totale.

Les cas observés sont divisés en trois tableaux :

1° Sur 22 cas où la correction a été totale, la myopie est restée stationnaire 16 fois ; 4 fois elle a été faiblement et 2 fois nettement progressive.

2° Sur 18 cas de correction incomplète (1 à 2 d. au-dessous de la correction totale), 12 fois la myopie est restée stationnaire ; 4 fois elle a été faiblement et 2 fois nettement progressive.

3° Enfin, sur 18 cas où la correction a été très faible, il y a eu 2 cas stationnaires, 5 cas de progression légère et 11 cas de progression très marquée.

Les conclusions sont les suivantes :

Il faut faire la correction complète, pour obtenir une acuité visuelle aussi bonne que possible. Quand le verre, qui corrige complètement la myopie, n'est pas bien supporté pour la vision de près, on est autorisé à sous-corriger, en prescrivant un verre de 1 d. à 1 d. 50 moins fort, verre qu'on pourra presque toujours imposer. Mieux vaut tâcher d'arriver à la correction complète, et l'on y parviendra, dans la plupart des cas, en procédant progressivement.

(Compte rendu emprunté à la *Clinique ophtalmologique*, 1902).

14. — HARLAN (GEO. G.). — Rapport sur le traitement de la myopie. *Société médicale de Philadelphie*, section d'ophtalmologie, 1903. — Cet auteur fait ressortir que, en Amérique, de Schweinitz, dans son traité, et Duane, dans la traduction du traité de Fuchs, recommandent la correction entière et constante de la myopie.

La théorie de la correction partielle semble surtout fondée sur l'idée que c'est l'accommodation excessive, plutôt que la convergence excessive qui produit la myopie. Aujourd'hui l'on admet de plus en plus que la convergence excessive joue à elle seule un rôle important dans la production de la myopie. Le port constant des verres correcteurs entiers de la myopie peut ramener la convergence à son étendue normale et rétablir ses associations avec l'accommodation.

Dans la myopie forte, la correction complète et constante est une règle générale qui présente des exceptions ; chaque cas doit être étudié à part et traité selon ses indications particulières. La diminution des images rétiniennes, résultant du port des verres concaves, devrait toujours être présente à l'esprit : car elle provoque la tendance à augmenter l'angle visuel en rapprochant l'objet fixé. L'acuité visuelle et l'amplitude de l'accommodation sont les principaux éléments de la décision à prendre. Quand la correction complète ne donne pas une bonne acuité visuelle, quand il y a des altérations marquées de la choroïde, on fera bien de retrancher une ou deux dioptries des verres prescrits pour l'usage constant, et de donner un verre supplémentaire monté en lorgnon pour la vision à distance.

La discussion de ce rapport établit que la plupart des membres présents se ralliaient à la correction totale de la myopie ; de Schweinitz, partisan de la correction totale, la prescrit aux jeunes sujets dont la myopie ne dépasse pas 6 d. ; il tient la même conduite dans les degrés plus élevés, quand l'acuité est bonne et quand la vision binoculaire existe. Hansell s'attache à déterminer et à corriger exactement l'astigmie ; il prescrit, pour voir à distance, le verre qui s'approche le plus de la correction complète et que le malade peut porter sans éprouver de sensations désagréables. Pour lui, le meilleur moyen de combattre l'exophorie myopique est de fournir des images rétiniennes distinctes aux deux yeux. Cette manière de faire lui paraît préférable au traitement qui s'adresse directement aux muscles.

(Compte rendu emprunté aux *Annales d'Oculistique*, 1er semestre 1903).

15. — SEGGEL. — Mon expérience sur l'apparition et la progression de la myopie, ainsi que l'effet de la correction totale sur sa progression. *Von Græfe's Archiv für Ophthalmologie*, 1903. — La statistique publiée par Seggel est très importante, car elle porte sur 2070 myopes, dont 1229 individus du sexe masculin et 841 sujets du sexe féminin. Sur ces 2070 myopes, il n'y en a que 451 qui portent leur correction totale.

En comparant la progression de la myopie chez les myopes non corrigés et les myopes à correction totale, il trouve que la progression, en huit à neuf ans, a été, pour 451 myopes à correction totale, de 282 d. 5, soit 0 d. 60 par myope ; pour 1619 myopes incomplètement corrigés, la progression a été de 1383 d., soit 0 d. 85 par myope.

Chez 43, 4 p. 100 des myopes à correction totale, la myopie est restée stationnaire.

Chez 22, 3 p. 100 des myopes à correction incomplète, la myopie est restée stationnaire.

L'auteur termine par les conclusions suivantes : Le résultat des mesures hygiéniques à l'égard de la vision est indiscutable. L'hygiène scolaire est d'un effet favorable pour la conservation d'une bonne acuité visuelle. Elle limite l'apparition de la myopie. Elle n'agit que dans une faible mesure sur la progression de la myopie ; mais elle empêche le passage aux formes graves et élevées de myopie, sauf lorsque celles-ci sont la conséquence de tares héréditaires.

Il faut éviter de trop grands efforts visuels dans la 16e année, parce que c'est au cours de cette année que la myopie acquise se développe.

Pour toutes les myopies supérieures à 1 d. 25, il faudra toujours, jusqu'à 20 ans, appliquer la correction totale, si l'amplitude accommodative est normale et si, avec une acuité de 2/3, la myopie ne dépasse pas 10 d. Si l'accommodation est limitée, la correction totale est nuisible. S'il y a insuffisance des droits internes, on combinera des prismes à la correction totale, ou bien l'on opérera.

(Compte rendu emprunté aux *Annales d'oculistique*, 1er semestre 1904).

16. — HERTEL. — Sur la myopie. *Von Græfe's Archiv für Ophthalmologie*, 1903.—L'auteur a analysé les observations cliniques recueillies dans les dix dernières années à la clinique d'Iéna ; ces observations sont au nombre de 3821 pour les myopes.

Dans les cas de myopie forte, Hertel n'a pas pu trouver de différences manifestes entre ceux qui travaillent de près et ceux qui ne font pas un travail rapproché. Au contraire,

dans les myopies faibles jusqu'à 6 d., il y a prédominance
marquée de ceux qui font un travail rapproché.

D'une manière générale, les personnes qui travaillent à
courte distance présentent beaucoup plus fréquemment que
les autres une myopie progressive ; mais le degré de leur
progression est inférieur à celui qu'on observe chez les myopes qui n'ont pas un travail rapproché.

La correction totale de la myopie a une influence heureuse
indubitable sur la progression de la myopie des individus
qui emploient la vision rapprochée ; cette influence est
moins accentuée chez ceux qui emploient surtout la vision
éloignée.

(Extrait des comptes rendus des *Annales d'oculistique*,
1er semestre 1904, et de la *Clinique ophtalmologique*, jan-
vier 1904).

17. — Koubli. — *Sur la correction de la myopie.* — L'auteur divise les myopes en trois groupes.

1º Myopie jusqu'à 5 d. 50 avec lésions insignifiantes. Un
tiers de ceux-là, s'ils ne sont pas plus âgés de 20 à 25 ans,
supportent la correction complète pour le loin et le travail ;
un autre tiers la supporte pour le loin, mais non pour le
près ; le dernier tiers ne la supporte ni pour le loin ni pour
le près.

2º Le deuxième groupe comprend les myopes jusqu'à 8 d.,
avec lésions du fond de l'œil plus prononcées. Parmi ceux-
là, un sur cinq ou même seulement un sur trois supporte à
la longue, mais jamais d'emblée, la correction complète
pour le loin et pour le travail.

3º Les myopes au-dessus de 8 d., avec lésions avancées
de la sclérotique ou de la choroïde, supportent rarement la
correction complète ; il n'y a, à cette règle, que quelques
rares exceptions.

En somme il faut donner aux myopes les verres dont ils
ont besoin, à la condition qu'ils s'y habituent rapidement
et qu'ils les supportent bien et aisément.

18. — Prokopenko. — *Sur la correction complète de la
myopie.* — Sur 21 sujets observés par l'auteur pendant
quelques années, après la correction complète de leur myopie, 13 avaient un genre d'occupations nécessitant des

efforts d'accommodation et de convergence ; cependant leur myopie n'a pas augmenté, et leur acuité visuelle n'a pas baissé. Dans un cas' de myopie, actuellement de 12 d., le sujet porte depuis dix ans des verres de 10 d. pour le loin et pour le travail ; il a maintenant 29 ans ; donc sa myopie n'a augmenté que de 2 d. ; son acuité visuelle égale 20/30. Dans un autre cas, le sujet commença à 16 ans à porter des verres de 5 d. pour une myopie de 4 d.; à 35 ans, il a des phénomènes asthénopiques, mais une acuité visuelle de 20/20.

(Ces deux mémoires ont été publiés dans *Wiestrick ophthalmologuii*, 1903, et analysés dans les *Annales d'oculistique*, mars 1904).

19. — A. DUANE. — *Quelques considérations sur l'hygiène et la prophylaxie de la myopie*. New-York, 1903. — L'auteur divise les myopies en trois classes suivant leur degré. A chacune il trouve une hygiène spéciale et des mesures particulières.

Dans la première, la myopie peu élevée (jusqu'à 2 d.), la plupart du temps compliquée d'astigmie, ne demande qu'une correction exacte de cette astigmie et quelque repos de l'œil la tête droite. La correction de la myopie doit être portée en totalité, d'après le chiffre trouvé après atropine.

Dans la seconde (myopie de 2 à 10 d.), les lésions du fond de l'œil apparaissent : c'est la « myopie des écoles » des Allemands ; ici, l'hygiène devient plus impérative, et la correction totale plus nécessaire. Duane insiste sur la nécessité, dans le travail à la lumière artificielle, d'un éclairage diffus se rapprochant autant que possible de la lumière solaire : ceci pour diminuer l'ombre et les contrastes ; l'attitude de la lecture et de l'écriture, la forme des caractères sont aussi décrits. Enfin le sujet doit être examiné fréquemment, surtout quand il est jeune.

Dans la troisième classe, la myopie devient pernicieuse et progressive, les complications les plus graves peuvent se produire dans ces yeux pathologiques. Avant tout, imposer la correction complète, diminuer le plus possible le travail de près et choisir une profession *ad hoc* ; veiller sur l'état général, revoir le sujet tous les six mois. Parfois, mais rarement, la correction complète ne peut être prescrite pour la vision rapprochée.

(Compte rendu emprunté à la *Clinique ophtalmologique*, février 1904).

20. — SULZER. — *Encyclopédie française d'ophtalmologie*, t. III, 1904. — Article « Myopie ». — De ce travail important, je retiendrai seulement les points intéressants pour ce rapport.

L'auteur adopte la division de la myopie en deux grandes classes : 1° la myopie professionnelle ou fonctionnelle, appelée aussi myopie de travail ; 2° la myopie non professionnelle, qu'il subdivise en myopie héréditaire et en myopie inflammatoire.

Le chiffre afférent à chaque classe ne peut être exactement fixé ; mais il est certain que la myopie fonctionnelle l'emporte de beaucoup, le facteur le plus important étant le travail oculaire à courte distance.

L'auteur rappelle que Tscherning, dans son *Optique physiologique* (p. 80), admet aussi « deux formes de myopie axile, une qui dépend du travail de près et une autre qui en est indépendante. La *myopie de travail* apparaît habituellement vers l'âge de six à quinze ans ; elle s'arrête le plus souvent à l'âge de vingt-cinq ans environ ; elle atteint des degrés moyens, et ne semble pas dépasser la limite de 9 d. ; les complications, excepté le staphylome, sont rares. La *myopie dangereuse* est quelquefois congénitale et stationnaire ; le plus souvent, elle se développe déjà dans la première enfance et continue à augmenter pendant toute la vie. A l'âge de vingt ans, elle dépasse en général 9 d. Cette forme de myopie est à considérer comme une choroïdite insidieuse, et c'est à elle qu'appartiennent les complications dangereuses de la myopie ; comme la plupart des affections choroïdiennes, elle semble être un peu plus fréquente chez les femmes ».

La question du traitement de la myopie est, selon Sulzer, dominée par une loi presque générale, d'après laquelle la première condition à remplir est la correction exacte et constante de la myopie. Par une de ces aberrations incompréhensibles de l'esprit humain, dit Sulzer, les ophtalmologistes, dominés par l'idée théorique que l'effort d'accommodation crée et augmente la myopie, sont restés fidèles pendant un demi-siècle aux anciens errements.

Le port du verre correcteur exact suffit souvent à lui seul pour enrayer les progrès de la myopie ; quelquefois il produit une légère diminution de celle-ci, comme le démontre l'observation détaillée d'une jeune personne de vingt-six ans.

Sulzer admettrait volontiers la correction des myopes faibles, de 1 d. par exemple. Ces degrés faibles de myopie, ajoute-t-il, disparaissent le plus souvent complètement par un ensemble de mesures appropriées, et un relevé de cas observés lui a fait voir que le port continu des verres correcteurs y avait contribué pour beaucoup. Chaque fois que l'ophtalmomètre indique l'existence de l'astigmie, le port du verre correcteur est indispensable. C'est le cas, chez plus de 60 p. 100 des sujets.

Tout le monde sera d'accord avec l'auteur sur les détails dans lesquels il entre pour démontrer l'importance du traitement général et hygiénique dans la thérapeutique et la prévention de la myopie.

Sulzer résume ses opinions sur la correction totale dans les termes suivants :

1° La grande majorité des myopies de travail, munies d'une façon permanente du verre correcteur complet, devient stationnaire à partir de l'âge de quinze à seize ans ;

2° Le port des verres correcteurs arrête net les progrès de la myopie dans les trois quarts des cas environ ;

3° Il est rare qu'une myopie de travail, complètement corrigée, reste progressive pendant plus de trois ans à partir de la prescription de la correction totale, et que l'accroissement annuel de la réfraction dépasse une dioptrie ; les exceptions tiennent à un mauvais état général ou à l'existence d'une astigmie non corrigée.

21. — Sattler. — Sur les principes du traitement de la myopie. *Deutsche med. Wochenschrift,* n°s 17 et 18, 1904.

Ce travail compte parmi les plus complets publiés sur la question. La *Clinique ophtalmologique* en a donné une très bonne analyse, dans son numéro du 25 août 1904, sous la

signature de notre collègue Bouchart. En raison de l'importance de ce travail, je me suis mis en mesure d'en avoir
la traduction entière, pour en extraire le plus de documents
possible.

Sattler cite d'abord une partie des travaux parus sur la
correction totale, depuis Förster jusqu'à ces dernières années. « Malgré l'autorité de Förster, dit-il, qui fut universellement estimé comme un excellent observateur, malgré
les assurances, s'appuyant sur une observation de longue
durée, données par une série d'ophtalmologistes de grande
expérience, malgré un grand nombre de statistiques frap-
pantes sur la valeur de la correction totale comme moyen
d'empêcher la progression de la myopie, nous somme sen-
core très éloignés de voir cette méthode universellement
reconnue. »

L'auteur fait une analyse succincte des différents traités et
manuels, édités récemment, surtout en Allemagne, dont la
plupart recommandent la correction partielle, ou bien la
correction totale progressive et très prudente.

A propos des ouvrages de Duane et de Schweinitz, ces
deux auteurs sont signalés comme des représentants très
convaincus, depuis plusieurs années, de la correction totale pour le loin comme pour le près, aussi bien dans les
degrés faibles et moyens que dans les degrés élevés. D'après
eux, si l'on emploie de bonne heure des verres neutralisants,
ils sont capables de s'opposer à ce que la myopie atteigne
des degrés plus élevés. Schweinitz estime que c'est une
faute de faire seulement la sous-correction chez les jeunes
sujets, parce qu'alors il est beaucoup plus difficile de les
amener plus tard à la correction totale. Ces deux auteurs
insistent sur l'importance de la correction des moindres
degrés d'astigmatisme.

Sattler aborde ensuite son sujet, s'appuyant sur une pratique constante de vingt années de la correction totale de la
myopie. Il annonce que ses statistiques ne paraîtront que
plus tard, dans une dissertation inaugurale.

Donders disait, dans son *Standard-Work* (édition
allemande, 1866) : « Si la myopie est peu élevée et si l'œil
est sain, on peut porter des verres neutralisants et même

les utiliser pour l'écriture et pour la lecture. Je regarde même comme désirable qu'il en soit ainsi ; car si des individus myopes à un degré modéré se sont habitués dans leur jeunesse à l'usage des verres neutralisants, leurs yeux sont, sous tous les rapports, semblables aux yeux emmétropes, et la myopie est, dans de telles circonstances, bien moins progressive. » Comme exemples de son expérience il cite des personnes qui s'occupaient toute leur vie d'un travail de près absorbant. Donders fait aussi ressortir que le vrai remède de l'insuffisance de convergence se trouve dans les verres concaves neutralisants, fait qui, de nos jours, n'est pas encore reconnu par tous.

Sattler combat ensuite longuement la théorie de l'effort d'accommodation, qu'il démontre être sans influence sur la progression de la myopie. L'expérience enseigne que des gens, qui, dans leurs jeunes années ont choisi de leur propre chef des verres concaves beaucoup trop forts et les ont constamment portés, ne sont pas du tout devenus plus myopes.

Il attire l'attention sur ce fait que chez la plupart des reptiles, chez tous les oiseaux et les mammifères, même chez ceux dont l'amplitude d'accommodation est tout à fait rudimentaire, le tenseur de la choroïde est très développé.

Comme le voulait Förster, le travail de près prolongé exerce son influence sur la production et le développement de la myopie, par la forte convergence des lignes du regard. Dans ce cas, l'action des muscles oculaires est bien plus compliquée qu'on ne l'estime d'habitude. Il faut tenir compte d'abord de l'inclinaison prononcée de la tête en avant, qui produit un abaissement plus ou moins fort des lignes du regard. Dans la lecture et dans l'écriture, les yeux ne restent pas en convergence symétrique, mais ont à exécuter constamment de petites excursions de gauche à droite et inversement. Les droits latéraux ne sont pas seuls en action ; les obliques interviennent eux aussi. De plus, jouent encore un rôle : l'écartement des yeux, la distance de la trochlée au globe, et l'indice orbitaire.

Toutes les considérations qui se rapportent à ces points

particuliers sont très développées dans le texte allemand. Je ne puis qu'y renvoyer le lecteur, ayant encore de nombreux emprunts à faire au travail de Sattler.

Parmi les nombreux individus qui sont exposés aux mêmes causes capables d'engendrer la myopie, il n'y a pourtant qu'une petite fraction qui devienne myope. Et dans cette catégorie, un plus petit nombre encore acquiert des degrés élevés de myopie. Il faut que d'autres facteurs décisifs s'ajoutent, pour qu'un travail de près persistant puisse exercer son influence nuisible.

On doit attribuer à l'hérédité un plus grand rôle qu'on ne l'a fait jusqu'ici. On ne connaît pas exactement les conditions dans lesquelles la myopie peut se développer par suite de la prédisposition héréditaire. En partie les relations anatomiques mentionnées plus haut peuvent entraîner avec elles une prédisposition plus grande ; en partie faut-il chercher ces conditions dans le rachitisme, l'anémie générale, un état de faiblesse pendant la convalescence des maladies déprimantes ; peut-être aussi dans une croissance trop hâtive de l'œil, qui, normalement, doit fournir, depuis la naissance jusqu'à la dix-septième année, un allongement du diamètre antéro-postérieur d'environ 17 à 22 millimètres ; de même que la croissance trop rapide du corps expose à différents troubles. Enfin le travail de près exécuté continuellement dans des conditions particulièrement défavorables peut bien suffire à lui seul pour amener une extension du secteur bulbaire postérieur.

Comme la structure myopique, autant que nos connaissances actuelles nous permettent de l'affirmer, ne se présente jamais à la naissance, toutes les myopies, même les plus graves, doivent avoir passé par les degrés les plus faibles.... Certes il y a beaucoup de myopies qui, sans aucune mesure de précaution, restent stationnaires dans un degré inférieur. Mais nous ne possédons pas de signes certains pour pouvoir indiquer d'une façon sûre, dans un cas donné de myopie faible, si elle restera stationnaire ou si elle progressera, et, dans ce dernier cas, combien de temps elle progressera... Il est donc absolument indispensable de prendre les mesures nécessaires déjà dans les degrés faibles de myopie pour s'opposer autant que possible à la progression à des degrés plus élevés.

Un point sur lequel tout le monde est d'accord, c'est que, pour combattre la myopie, il faut, avant toute autre chose, éviter le rapprochement trop grand et le travail de près trop persistant.

Une bonne et sévère organisation de l'hygiène scolaire est de toute importance. Mais il faut reconnaître que, malgré toutes les améliorations de l'hygiène scolaire, le nombre des myopes n'a pas sensiblement diminué. Cela ne changera pas, si l'on ne se décide pas à combattre les faibles degrés de myopie d'une façon appropriée et à arrêter sa progression à des degrés plus élevés. Et pour cela, nous ne possédons qu'un seul moyen : *C'est la correction permanente par les verres concaves qui neutralisent complètement la myopie.*

Par l'usage permanent des verres de correction totale, et par le strict maintien de la distance de travail entre 34 et 40 centimètres, Sattler a réussi, dans de nombreux cas, à arrêter les progrès de la myopie, alors que les moyens usuels (repos, cure d'atropine) n'avaient donné aucun résultat. Et cela, sans qu'il soit nécessaire d'interrompre les études et malgré la perspective de l'augmentation du travail dans les années suivantes. Quelques-uns des sujets étaient issus de familles dans lesquelles la myopie existait depuis des générations. Tous les cas ont été contrôlés depuis plusieurs années ; car on a soin de faire revenir au plus tard après un an les myopes auxquels a été ordonnée la correction totale. Dans un grand nombre de cas, on a noté, dans un contrôle ultérieur, une décroissance de la myopie de 0 d. 50 à 1 d. Il s'est rencontré aussi des cas dans lesquels, malgré l'usage permanent de la correction totale, la myopie a encore quelque peu augmenté, mais seulement de 0 d. 50 à 1 d. 50 ; et une nouvelle progression fut arrêtée par le procédé de neutralisation. Naturellement on peut toujours se demander si les recommandations prescrites ont été observées strictement. Un accroissement progressif de 3 d. et plus, malgré la correction totale, est tout à fait exceptionnel ; lorsqu'on l'a rencontré, il existait toujours un surcroît d'hérédité prononcé.

Pour établir le degré de myopie, Sattler recourt à la skiascopie. Il ne fait pas mention d'un mydriatique quelconque. L'astigmie est déterminée avec l'ophtalmomètre Javal. L'état des muscles est contrôlé par le procédé de Maddox.

A partir de 0 d. 75 de myopie, il faut faire la correction totale pour loin et pour près. Il n'est pas toujours facile de surmonter le préjugé répandu chez le vulgaire et souvent entretenu par les médecins contre le port des verres concaves. Si l'on rencontre chez les jeunes filles de la résistance contre le port constant des lunettes, on les amène cependant régulièrement par des paroles persuasives à porter ces verres, au moins pour le travail de près et à l'école.

Si une jeune fille a atteint l'âge de 17 ans et si la myopie, complètement corrigée, est restée stationnaire, on n'a plus besoin d'être aussi rigoureux pour le port des verres, au moins dans les degrés inférieurs de myopie. On suppose naturellement qu'il sera fait un contrôle ultérieur.

Il est très nécessaire de s'assurer que, pour le travail de près, on maintienne une distance de 30 à 40 centimètres. Dans la plupart des cas, il suffit d'un rappel fréquent. Mais parfois il est utile de se servir d'un appareil approprié. L'un des plus recommandables est la lunette à clapet de Müller, dans laquelle le clapet reste relevé quand la tête est tenue bien droite, et retombe automatiquement devant les yeux, qu'il masque, lorsque l'inclinaison de la tête est trop accentuée.

Environ jusqu'à 25 ans, la correction totale permanente (à supposer que l'acuité visuelle soit bonne) se supporte presque toujours bien jusqu'à 10 d. de myopie. Plus tôt on corrige la myopie dans le jeune âge, plus le myope s'habitue rapidement et facilement à ses verres.

Si l'on se trouve pour la première fois en présence d'une myopie supérieure à 5 ou 6 d., chez un sujet ayant dépassé le milieu de la vingtième année, il faut renoncer, pour la vision de près, à la correction totale, et donner alors des verres plus faibles de 1 à 2 d.

Dans les degrés de myopie élevée, de 12 à 18 d., il ne peut plus être question d'une correction totale permanente. Mais,

dans ces cas aussi, il est important de procurer une distance
de travail aussi grande que possible, selon l'âge et l'acuité
visuelle, en donnant pour la vision de près des verres plus
faibles de 3 d., tout au plus de 4 d., et éventuellement un
verre supplémentaire pour voir de loin. La sensation d'é-
blouissement, dont se plaignent quelquefois les myopes d'un
haut degré, est.très heureusement influencée par la correction totale, faite aussi complètement que possible.

Lorsque l'on prescrit la correction totale à des myopes
jusqu'alors insuffisamment corrigés, surtout dans les degrés
un peu élevés, ceux-ci se plaignent de la netteté excessive
des images, et aussi de leur rapetissement. La diminution
des images est très faible, si les verres sont placés aussi
près que possible des yeux, autant que les cils le permettent : car par le calcul, on voit facilement que, si les verres
se trouvent au foyer antérieur de l'œil (environ 13 millimètres en avant de la cornée), les images ne sont pas plus petites que pour l'œil emmétrope. Pour éviter les troubles
causés par l'effet prismatique des verres concaves forts,
Pfalz recommande chaudement les verres périscopiques.
Tous les troubles qui ont été signalés sont à peine ressentis,
si l'on arrive à neutraliser la myopie dès le jeune âge, aussitôt que possible après son apparition. C'est là le but essentiel qu'on doit s'efforcer d'atteindre.

L'insuffisance de convergence, qui existe presque toujours dans les cas moyens et élevés de myopie, est le plus
souvent appelée à disparaître par la correction totale, ou
bien à être ramenée à un degré très faible, surtout si l'on
fait la décentration des verres. Mais il y a des cas où, même
après une neutralisation complète de la myopie, on voit
persister un degré notable d'insuffisance de convergence.
Lorsque cette insuffisance est cause d'asthénopie musculaire, elle exige un traitement approprié.

L'auteur entre ici dans des détails à propos de l'intervention opératoire, conseillant la ténotomie du droit externe. Lorsque cette opération semble indiquée aux deux
yeux, elle ne doit pas être pratiquée dans la même séance.

Le dernier paragraphe du travail de Sattler est consacré
à l'extraction du cristallin transparent, opération dont les

considérations n'ont pas à être rappelées dans ce rapport.

Comme conclusion, Sattler adresse un pressant appel au médecin de famille et au médecin d'école, en insistant sur la nécessité de pratiquer dans les degrés faibles de la myopie la correction totale et permanente. « Si les principes exposés, dit-il, reçoivent bientôt une reconnaissance universelle, comme je l'espère, je ne regarde pas comme impossible que, après quelques générations, la fréquence de la myopie devienne moindre, et que les hauts degrés, qui comportent des cas dangereux, deviennent de plus en plus rares. »

J'ai cru devoir donner de nombreux extraits du travail de Sattler, qui est un des plus importants sur la question. Il trace un programme étendu, dont pourront s'inspirer ceux qui voudront étudier et appliquer la correction totale de la myopie.

Ce travail ayant été publié dans un journal de médecine générale et non dans un journal d'ophtalmologie, il en résulte qu'il serait resté ignoré, dans ses parties essentielles, de beaucoup d'ophtalmologistes, surtout de ceux qui ne sont pas familiarisés avec la langue allemande. Ceci explique encore l'extension donnée à l'étude de la monographie de Sattler.

Le Comité de la Société française d'ophtalmologie a été bien inspiré de ne pas mettre à l'étude avant cette année-ci la correction totale de la myopie, puisque les travaux les plus concluants sur la question appartiennent, comme on peut s'en rendre compte, à l'année 1904.

Les 21 publications, qui viennent d'être analysées, sont les plus intéressantes et les plus complètes qui aient été produites sur la correction totale. Il en existe d'autres, que je ne ferai que signaler, pour ne pas allonger ce rapport outre mesure.

Ce sont, un mémoire de RISLEY (Genèse et traitement de la myopie. *Journal Amer. Med.*, ann. 1902) ; et un mémoire de JACKSON. (La correction complète de la myopie. *Opht. Record*, 1902), dans lesquels ces auteurs exposent de nouveau les idées et les observations relatées dans ceux de leurs travaux dont j'ai rendu compte.

C'est encore un travail de Lobanow (Correction totale de la myopie. 9ᵉ *Congrès des médecins Russes*, section d'ophtalmologie, Saint-Pétersbourg, 1904), dans lequel l'auteur rappelle ses recherches antérieures, affirmant que la correction totale est presque toujours tolérée.

Enfin une communication de E. Clarke (Le traitement de la myopie. *Association médicale britannique*, section d'ophtalmologie, juillet 1904), expose l'utilité de la correction totale, et avance que, si le principe de la correction complète était généralement accepté, la myopie forte et la myopie progressive deviendraient presque inconnues.

ENQUÊTE FAITE AUPRÈS DES MEMBRES DE LA SOCIÉTÉ FRANÇAISE D'OPHTALMOLOGIE.

Le questionnaire que j'ai adressé à tous mes collègues n'a obtenu qu'un nombre restreint de réponses. Quelques-unes présentent un développement et un intérêt marqués. Je remercie bien sincèrement tous ceux de mes collègues qui auront ainsi collaboré à mon travail. Je vais exposer, selon l'ordre alphabétique, les parties les plus importantes de ces réponses.

(Quelques collègues ont pris la peine de m'écrire, en ne mentionnant que la correction partielle, selon la méthode usuelle. Comme ils n'expliquent pas leur manière de voir sur la correction totale, je n'ai pas cru devoir reproduire leurs lettres. Je leur adresse, pour l'attention qu'ils ont bien voulu prêter à mon questionnaire, mes plus sincères remerciements.)

Les questions adressées ont été les suivantes :

Cas observés et suivis (avec indication de l'âge) ?

La correction totale a-t-elle été tolérée dans tous les cas ? Causes d'intolérance.

A-t-on employé l'atropine (ou tout autre mydriatique) pour l'essai des verres correcteurs ?

Le même verre a-t-il été prescrit pour tous les usages ?

A-t-il été prescrit un verre différent pour la vision de près et pour la vision de loin ?

Influence de la correction totale sur la myopie progressive.

22. — Armaignac (Bordeaux). — « Voici en quelques mots les résultats de ma pratique générale, déjà longue. Les cas observés et suivis s'élèvent à plusieurs milliers ; ils comprennent tous les âges.

« La correction totale a-t-elle été tolérée dans tous les cas ? Non évidemment, et ici se place surtout la question d'âge et de degré de la myopie. Dans l'enfance et même l'adolescence j'ai pu, la plupart du temps, corriger toute la myopie pour la vision de loin ; mais, chez les adultes et quelquefois chez les jeunes enfants, il m'a été impossible de corriger la myopie totale pour la vision de près, et j'ai dû donner un verre de 1, 2 et même 3 d. plus faible, de façon à n'employer qu'une partie plus ou moins réduite de l'accommodation.

« Chez les adultes, j'ai pu souvent corriger la myopie complètement pour la vision de loin, même lorsque cette myopie atteignait 10, 12, 15 d. et même davantage, et que la réfraction était la même ou à peu près des deux côtés. Parfois j'ai dû, pour faire supporter le verre correcteur, aller progressivement, c'est-à-dire corriger d'abord la moitié ou les deux tiers de la myopie, puis progressivement augmenter la force des verres à mesure que ces derniers parvenaient à être très bien supportés.

« L'atropine a été très rarement employée, et seulement dans les cas où il me paraissait exister du spasme de l'accommodation, lorsque l'examen par la méthode de Donders donnait un chiffre très différent de celui que fournissait l'examen à l'image droite ou la skiascopie.

« Chez les enfants ou les adolescents ayant une bonne accommodation, une acuité visuelle voisine de la normale et une myopie faible ou moyenne, j'ai pu quelquefois tolérer l'emploi du verre correcteur pour la vision de près et la vision de loin ; mais, la plupart du temps, je subissais plutôt que je ne le conseillais une telle pratique : c'était lorsque les sujets affirmaient n'éprouver absolument aucune fatigue en se servant des mêmes verres pour près et pour loin.

« Jusqu'à 3 d., chez l'enfant, il est préférable le plus souvent de ne pas se servir de verres pour la vision de près, si celle-ci est de quelque durée ; chez l'adulte c'est la règle.

« Au dessus de 4 d., il me paraît utile de laisser en jeu, pour la vision de près, toute l'accommodation compatible avec l'état de chaque sujet ; mais il n'y a pas de règle générale. Tel sujet emploie facilement et sans la moindre fatigue

3, 4 ou 5 d., tel autre ne peut en employer que 1 ou 2 ;
d'autres même ne peuvent pas en employer du tout, et l'on
est obligé pour la vision de près de leur donner le verre qui
correspond à la distance moyenne de la vision distincte....
Chez l'adulte, après 35 ou 40 ans, il faut presque toujours,
pour la vision de près, 3 et même 4 d. de moins que pour
la vision de loin. Le rapprochement compense la diminution
apparente de la grosseur des objets, si la vision binoculaire
persiste ; s'il n'existe que la vision monoculaire, la plupart
du temps le sujet préfère se rapprocher davantage et employer alors des verres très faibles ou pas de verres ; à plus
forte raison, si son acuité visuelle est plus ou moins dimi-
nuée.

« Chez tous les sujets que j'ai pu suivre depuis la première enfance jusqu'à un âge parfois assez avancé, j'ai observé tantôt l'état stationnaire, ou à peu près, de la myopie
exactement corrigée, tantôt une augmentation assez notable ; mais il y a ici deux facteurs qu'il est rarement facile de
séparer : le travail musculaire de l'œil et le rapprochement
exagéré du livre ou du cahier. Etant donné la fréquence de
ce dernier cas, je suis porté à croire que c'est là le facteur
réel de la myopie progressive, et l'on ne saurait trop chercher à appliquer tous les moyens propres à y soustraire les
enfants, surtout s'ils se servent de verres pour la vision
rapprochée : car alors ces verres sont d'autant plus nuisibles que ce rapprochement est plus considérable et que ces
verres sont plus forts. »

23. — Aubineau (Brest). — « Tous les examens sont faits
à la méthode de l'ombre pupillaire ; les renseignements
objectifs sont ensuite contrôlés par les renseignements subjectifs fournis par la méthode de Donders. Je n'emploie aucun mydriatique chez les adultes ; chez les enfants, je n'emploie l'atropine que dans les cas où je soupçonne un spasme
du muscle ciliaire ; plus souvent j'ai recours à la mydriase
que me procure l'instillation d'un collyre à la cocaïne.

« Les myopes que je rencontre peuvent se diviser en trois
groupes.

« 1º La première catégorie comprend les adolescents et
les adultes qui ont cherché leur correction chez l'opticien.

Plusieurs ont surcorrigé leur myopie et éprouvent des symptômes de fatigue visuelle (troubles d'asthénopie, spasmes, contractures) nettement dus à la surcorrection. D'autres ont totalement corrigé leur myopie ; parmi ceux-ci les uns n'ont porté leurs verres que dans la vision de loin, les autres les ont gardés constamment et s'en sont servis pour la lecture. En pareil cas on remarque généralement ce qui suit : les adolescents supportent assez bien leur correction totale pour loin, les adultes ne supportent que momentanément leur correction totale pour loin, s'ils n'ont jamais porté de verres. Les adultes et presque toujours les adolescents qui se livrent à un travail rapproché avec leurs verres de correction totale se plaignent d'être gênés pour deux raisons, d'abord parce que les caractères sont plus petits, puis, parce qu'au bout d'un certain temps ils éprouvent les troubles de fatigue visuelle analogues à ceux qu'une surcorrection leur ferait éprouver dans la vision éloignée.

« 2° Les adolescents et les adultes qui, non corrigés dès l'enfance, viennent tardivement demander à l'ophtalmologiste la correction de leur amétropie, constituent une deuxième catégorie. Les notions fournies par les renseignements de ces sujets, confirment ce qui a été dit plus haut, à savoir : qu'il est pratiquement bien difficile et le plus souvent impossible de faire supporter une correction totale pour près aux adolescents et aux adultes qui ne se sont pas corrigés dès l'enfance.

« 3° Reste la troisième catégorie de myopes ; je veux parler des enfants de 8 à 15 ans chez qui la myopie vient d'apparaître. Mes visites annuelles dans les écoles m'en font rencontrer un assez grand nombre chaque année, la réfraction est notée sur un registre spécial et les élèves myopes sont suivis d'une année à l'autre. Là, la correction totale est très bien supportée ; l'enfant s'accommode parfaitement du port de verres qui le mettent dans les conditions de l'emmétrope..... La question la plus importante se pose ici. Quelle est l'influence de la correction totale sur la myopie progressive ou plutôt sur les progrès de la myopie ?

« Parmi les enfants myopes des écoles qui ont été suivis, les uns n'ont pas porté de correction, les autres ont eu une correction incomplète, d'autres ont eu leur correction totale. Or, chez tous ces enfants, c'est-à-dire chez tous ces sujets en voie de croissance et soumis aux conditions plus ou moins défectueuses d'éclairage, la myopie a progressé.

« Le facteur le plus important dans l'apparition et le développement de la myopie est incontestablement l'insuffisance d'éclairage. Mais comment agit l'éclairage défectueux ? Est-ce simplement en favorisant les attitudes vicieuses de l'enfant, en le forçant à s'approcher de son cahier ?

« Si la myopie ne progressait que parce que l'enfant a tendance à s'approcher, la correction totale devrait logiquement être l'obstacle le plus sérieux à la marche de la myopie et aurait la valeur d'un véritable traitement. Indépendamment de l'influence des prédispositions individuelles, de l'état général et du développement de l'enfant, la question de l'origine et de la progression de la myopie est assurément très complexe.

« Tant que l'enfant se développe, la myopie croît et croît d'autant plus rapidement que l'éclairage est plus défectueux. Aussi, bien que je sois partisan de donner à l'enfant la correction totale, puisqu'il la supporte, je ne me suis jamais étonné de constater chez les enfants myopes une progression de la myopie, sans distinction de l'absence ou du degré de la correction.

« En résumé, il est bien difficile et le plus souvent impossible de faire porter une correction totale aux adolescents et aux adultes qui ne sont pas corrigés dès l'enfance. Cette assertion n'est pas relativement vraie en ce qui concerne la vision de loin ; sa vérité devient presque absolue quand il s'agit de la vision de près. La raison en est dans la gêne produite par la diminution des images rétiniennes, dans l'apparition fréquente de troubles d'asthénopie et de fatigue visuelle.

« La correction totale est admirablement supportée par l'enfant ; s'il n'est pas soustrait aux conditions défectueuses d'éclairage qui ont donné naissance à l'affection qu'on appelle la myopie, la correction totale ne saurait constituer un remède et empêcher la progression de l'affection. »

24. — BAGNÉRIS (Reims). — « Je considère d'abord que

la question de la correction totale de la myopie n'offre un réel intérêt que pour les sujets jeunes, dans la période de scolarité, n'ayant par conséquent guère dépassé l'âge de 18 à 20 ans. Pour les autres, il faut le plus souvent compter avec des habitudes déjà prises, avec des verres existants, et il ne peut y avoir de règle absolue, si surtout l'on se trouve en présence de myopie forte, avec des lésions plus ou moins avancées ; on devra traiter chaque cas suivant ses indications particulières.

« Sous la réserve de ces exceptions, je regarde la correction totale comme une règle excellente.

« Dans la myopie si fréquente de 3 à 5 d., je donne toujours le verre correcteur exact, et je conseille le port permanent pour loin et pour près.

« Jusqu'à 8 et même 10 d., j'agis de même, tant que l'acuité visuelle est bonne et que le verre est agréable. Pour les enfants de moins de 10 ans, je ne cherche à obtenir qu'une acuité pratiquement suffisante pour la distance et j'associe souvent des prismes pour le travail à courte distance.

« Je n'emploie qu'exceptionnellement l'atropine pour la détermination des verres.

« Je suis convaincu que la correction totale, bien supportée, n'est pas une cause de progression dans la myopie. Je connais des myopes qui, depuis plus de 15 ans, portent en permanence le même verre correcteur total, sans changement de l'acuité visuelle et sans modification de leur myopie.

« Mais j'en ai noté aussi qui n'ont jamais accepté la correction complète (cela dans les myopies moyennes sans lésions oculaires), et qui restaient volontairement de 1 à 2 d. au dessous du degré exact. »

25. — CHAVASSE (Paris). — Le professeur Chavasse m'a envoyé une observation très intéressante : « Une dame de 51 ans portait, sans le savoir, des verres corrigeant exactement sa myopie depuis l'âge de 14 ans. J'ai mesuré son amétropie ; il y avait 8 d. de myopie, et les verres étaient des sphériques concaves de 8 d. La personne s'en servait pour voir de loin et de près, et elle venait me trouver parce que, pour travailler, elle éprouvait un peu de fatigue ; il s'agis-

sait d'un phénomène de presbytie et il a suffi de diminuer un peu le degré des verres pour le travail rapproché pour lui donner satisfaction. Dans le fond de l'œil, il existait un staphylome de dimensions moyennes, à bords très nets, non progressif, et la choroïde voisine était absolument normale. C'est donc un fait en faveur de la correction totale, qui a été très bien supportée pendant 39 ans. »

26. — DIANOUX (Nantes). — « Il me serait bien difficile de dire quand j'ai commencé à faire la correction totale de la myopie chez les jeunes gens ; les idées de Giraud-Teulon sur ce sujet m'avaient fortement influencé dès le début de ma pratique. La correction partielle n'avait pas tardé à me démontrer son insuffisance par la nécessité d'augmenter chaque année le numéro prescrit l'année précédente, en un mot de toujours courir après la myopie sans pouvoir l'arrêter. Ce qui me décida à abandonner totalement les vieux errements, ce fut l'observation successive de jeunes gens portant depuis des années des verres concaves assez forts, choisis au hasard.

... « Chez ces jeunes gens, je constatais soit une myopie faible surcorrigée de 2 et 3 d., soit même une hypermétropie manifeste de 1 d. Or cette surcorrection n'avait amené aucune lésion de myopie progressive et à peine quelque fatigue après un long travail.

« D'autre part, des myopes de 60 ans qui, depuis des années, portaient d'eux-mêmes des verres totalement correcteurs, présentaient à cet âge avancé une puissance d'accommodation déconcertante et écrivaient toute la journée avec un verre inférieur seulement d'une dioptrie à leur myopie réelle.

« Il m'apparut que les efforts d'accommodation étaient incriminés bien à tort. Dès lors, mon parti fut pris et je ne donnai plus qu'un seul verre égal au chiffre de la myopie déterminée à la méthode de Donders.

« Je n'agis de la sorte au début qu'avec les enfants ou les jeunes gens. Je m'enhardis peu à peu à faire la correction totale jusqu'à 35 ans. Il y a toutefois des myopes avec lesquels on éprouve au début des difficultés, soit qu'imbus des préjugés anciens sur la correction totale, ils la considèrent comme une imprudence ou une témérité, soit que réellement ils éprouvent des vertiges et de la micropsie, parce que leur appareil de convergence et d'accommodation s'est rouillé et détraqué ; avec de l'autorité et quelques explications, on remonte leur bonne volonté et l'accoutumance est bientôt faite.

« Parfois, tout de même, il faut graduer la transition et l'on ne trouve de vraiment rebelles que les myopes âgés de plus de 30 à 35 ans, dont l'accommodation est trop débilitée.

« Non seulement cette pratique ne m'a pas donné de déception, mais c'est grâce à elle seule que j'ai vu devenir plus rare le type du myope scolaire qui atteignait ses 5 à 6 d., quoi que l'on fit, en quelques mois.

« Même dans les fortes myopies avec lésions du fond de l'œil, je ne renonce pas absolument à la correction totale.

« Pendant longtemps, conformément à l'enseignement de mes maîtres, j'avais eu recours à l'atropine tant contre les myopies progressives que dans les cas simplement douteux. J'étais loin d'être satisfait.

« D'abord l'atropinisation est un moyen défectueux pour déterminer le degré réel de la myopie, pour plusieurs raisons : le procédé est long et laisse l'œil gêné plusieurs jours après la cessation du traitement ; il faut bien huit jours pour être sûr d'avoir paralysé le muscle ciliaire, et il en faut plus de huit pour le remettre en forme. Le procédé met en erreur : car il existe dans tout œil un tonus égal à 1 d. ou 1 d. 50, qui est pour ainsi dire surajouté à la réfraction brute, qu'on ne peut estimer que d'une façon arbitraire et qu'il est pourtant indispensable de faire entrer en ligne de compte. Le procédé met en erreur en faisant entrer en scène des rayons qui passent par des régions cristalliniennes que la pupille masque à l'état normal. Enfin et surtout, l'atropine n'agit que sur l'accommodation ; or il n'est pas prouvé du tout que l'accommodation soit le facteur le plus important de la myopie. Bien plus, paralysant le tenseur de la choroïde, l'atropine laisse l'œil à la merci du facteur d'élongation du globe, qu'il s'agit de combattre.

« J'ai abandonné l'atropine, pour recourir à une pratique

toute différente : l'emploi des myotiques, ésérine et pilo-
carpine associées, et je suis si satisfait de mes résultats
que je me garderais bien de modifier ma méthode.

« Cette méthode s'appuie sur ce fait qu'une résistance
insuffisante de la choroïde est le point de départ de la
myopie. Il suffit d'observer à l'ophtalmoscope un œil en
voie de transformation myopique pour constater que le premier phénomène est l'avancement de la choroïde sur la partie temporale de la rétine ; le détachement de la choroïde
de la moitié nasale de la papille ne vient qu'après. C'est
d'une interprétation très simple : la choroïde n'adhérant à
la sclérotique qu'au niveau de la papille ne peut suivre l'ec-
tasie de la sclérotique qu'après tiraillement puis rupture des
dites adhérences. Or, c'est ce qu'il faut empêcher, et le seul
traitement rationnel est celui qui vient au secours du tenseur de la choroïde, en contractant ses fibres.

« Le rôle de ce tenseur prend de plus en plus d'importance dans la physiologie de l'œil... Son rôle, comme
modérateur de la tension intra-oculaire est devenu banal ;
par là s'est éclairée l'action des myotiques dans le glaucome, l'action aussi du massage ; d'où les résultats si
encourageants de ces deux moyens combinés, méthodique-
ment mis en usage après la sclérotomie préalable.

« Plus d'un bon esprit a établi ce rapprochement entre
la myopie progressive et le glaucome, résultat comparable
de facteurs essentiellement différents.

« Après huit jours de traitement par les myotiques, il n'est
pas rare de constater qu'une myopie apparente de 1 à 2 d.
s'est transformée en emmétropie ou même en hypermétropie. Dès lors on a une base sérieuse pour choisir un verre,
et l'on est sûr qu'il sera bien supporté. C'est la méthode
de Donders que j'emploie exclusivement pour sa détermination, sans me priver toutefois du contrôle de la skiascopie, que je mets au second plan. Je choisis le verre qui
donne la meilleure acuité, ne redoutant pas, sans la
chercher, une légère surcorrection. Ce faisant, je suis conséquent avec moi-même, puisque je continue à faire appel
au tenseur de la choroïde.

« Il ne m'est pas rare d'observer, lorsque j'examine le

myope au bout d'un an, délai habituel, de trouver pour la myopie un chiffre inférieur d'une fraction de dioptrie ou même d'une dioptrie à celui de l'année précédente, sans que la surcorrection ait produit aucun trouble.

« Ces principes s'appliquent à la myopie scolaire. Les myopies fortes avec lésions des membranes, sont du ressort de la pathologie et n'ont de commun avec la myopie que l'excès de réfraction. Mais, même en pareil cas, j'emploie des verres forts : ce qui ne doit pas surprendre, attendu que les myotiques font la base du traitement dirigé contre les lésions choroïdiennes.

« En résumé : quand on se trouve en présence d'une myopie au début, sans lésion constituée, en employant les myotiques, qui contractent la tunique choroïdienne tout entière et réduisent ainsi au minimum le volume du vitré, on peut ramener l'œil à son point de départ.

« Si la myopie est constituée, après s'être assuré de sa valeur réelle par les mêmes myotiques, on la corrige toute pour permettre aux muscles choroïdiens de reprendre leur fonctionnement normal.

« Si l'on n'est appelé à intervenir que plus tard, quand l'appareil s'est affaibli et en partie atrophié par défaut d'usage, il faut deux verres différents pour près et pour loin, comme après l'âge de la presbytie. »

L'importance du travail du professeur Dianoux n'échappera à personne ; l'emploi des myotiques, qu'il préconise, mérite à mon avis la plus grande attention.

L'usage de l'ésérine a déjà été conseillé par Knies, dans une communication sur la nature et la thérapeutique de la myopie, à la Société allemande d'ophtalmologie, au congrès de Heidelberg en 1886.

Cette méthode ne s'est pas généralisée. D'après l'exposé si net de Dianoux, je crois que l'expérience doit être reprise sur une plus grande échelle.

27. — GENDRON (Lorient). — « J'ai tout spécialement étudié la correction totale de la myopie.

« J'ai observé et suivi plus de 300 cas, de tous les âges. La correction totale n'a presque jamais été tolérée, parce que les myopes ont le plus souvent un pouvoir accommodatif très diminué. Le muscle ciliaire, moins bien développé chez les myopes,se fatigue vite. De plus,dans les degrés de myopie un peu élevés, les verres concaves forts rapetissent les images et en diminuent la netteté.

« Pour l'essai des verres, je fais généralement, pendant les jours qui précèdent, une cure de cocaïne, quelquefois d'atropine.

« Le plus souvent, je prescris un verre plus fort pour voir de loin que pour voir de près. Pour voir de près, je prescris le verre le plus fort qui permette la vision nette à 30 centimètres. Quand je prescris le même verre pour loin et près, c'est ce dernier verre que je prescris.

« Il est difficile d'apprécier l'influence de la correction totale sur la myopie progressive. Mais, dans la majorité des cas, la non-correction ne me semble pas être une des causes de la progression de la myopie. Je n'ai pas rencontré un seul cas où je puisse affirmer que la correction totale ait arrêté les progrès de la myopie. Tandis que j'ai maintenu la myopie stationnaire chez de jeunes collégiens à myopie faible auxquels je refusais des verres pour voir de près, me bornant à prescrire des verres pour voir de loin.

« L'abus de la vision trop rapprochée, et par dessus tout les lésions des membranes profondes, voilà, à mon avis, les causes de la progression de la myopie. »

28. — HOUDART (Brest). — « J'ai appris, en Amérique, qu'une longue expérimentation de deux périodes de 20 années a été faite, dans laquelle successivement ont été appliquées exclusivement la méthode de la correction partielle et la méthode de la correction totale. J'ai retenu le nom de Risley des conversations que j'ai eues avec de nombreux confrères.

« Tout dernièrement, en Allemagne, j'ai appris que sous l'impulsion de Pfalz, les médecins inspecteurs des écoles font, à leur grande satisfaction, la correction totale de la myopie, laquelle est bien acceptée des jeunes sujets d'une façon assez générale.

« En ce qui me concerne, j'ai pour ainsi dire toujours sacrifié aux idées très en honneur chez nous de donner un verre pour la vision de loin et un autre pour la vision de près, m'astreignant surtout et avant tout à la détermination, en plusieurs séances au besoin, de l'astigmatisme total avec usage de l'atropine......

« Depuis deux ans, je donne pour la vision de loin un verre corrigeant la totalité de la myopie. Chez les sujets jeunes, peu myopes, bien corrigés et disposant de toute l'amplitude de l'accommodation de leur âge, ce verre peut également servir aux usages de la vue appliquée. Mais, par habitude, pour toute myopie inférieure à 5 d., je recommande d'abandonner les verres pour lire ; et, pour toute myopie au-dessus, je prescris un verre ramenant le remotum à la distance de la vue appliquée......

« Maintenant, une raison particulière aux myopes très élevés fera que la correction totale de l'amétropie ne sera jamais acceptée par eux, et cette raison est la propriété inhérente aux verres concaves d'éloigner et de diminuer les objets ; cette propriété est tellement fâcheuse que, dans les myopies extrêmes, les sujets préfèrent ne pas accepter les bénéfices de la correction donnant une image nette et précise, pour conserver les avantages de grandeur d'une image diffuse. »

29. — Jacqueau (Lyon). — « Partisan convaincu de la correction totale de la myopie, je l'ai employée depuis huit ans chez tous mes malades, sauf chez quelques-uns ayant dépassé la quarantaine et chez d'autres présentant des lésions étendues et importantes de la chorio-rétine.

« A part de très rares exceptions, la correction totale a été tolérée par tous les malades au-dessous de 20 ans. Au-dessus de cet âge, j'ai eu dans 1/6 des cas environ des patients n'ayant pas pu ou n'ayant pas voulu s'habituer aux verres, mais presque uniquement dans la vision rapprochée.

« Jusqu'à 40 ans, j'ai toujours prescrit le même verre à porter constamment pour voir de loin et de près.

« L'atropine n'a été employée qu'exceptionnellement, et presque toujours chez des enfants, pour l'essai des verres.

« Je crois que le défaut de persistance provoqué par « la crainte de se fatiguer la vue par des verres trop forts » a été à peu près la cause unique d'intolérance dans les cas où elle s'est produite.

« J'estime que la myopie progressive traitée par la correction totale s'arrête à peu près toujours chez les adultes. Dans une bonne moitié des cas, elle augmente encore chez les enfants, mais alors dans des limites si restreintes que, si l'on poursuit cette myopie à mesure qu'elle augmente par le port de nouveaux verres appropriés, la progression est très légère et s'arrête vers 18 ou 20 ans. »

30. — Jocqs (Paris). — « Si l'on entend par *correction totale* de la myopie la correction de l'amétropie entière, telle qu'elle est trouvée par les moyens objectifs ou par le verre qui donne la *meilleure acuité visuelle*, je ne la fais que rarement.

« Jusqu'à ces trois dernières années, où l'on a commencé à parler de changements dans la correction de la myopie, je donnais pour la *distance* le verre le plus approprié aux exigences du sujet, exigences d'ailleurs très variables suivant la profession, l'habitude, etc.

« Ce verre, *je ne conseillais pas de le porter constamment* (même pour la distance), et je le *proscrivais* pour la vision de près.

« Pour la vision de près, je me basais sur la distance du remotum, ne faisant pas de correction si celle-ci égalait ou dépassait 25 à 30 centimètres, et la ramenant à ce chiffre, quand elle était inférieure, avec l'adjonction de prismes à base nasale.

« *Maintenant* (depuis trois ans environ) je corrige la vision à distance de la même manière, c'est-à-dire sans me préoccuper de la correction totale; mais la *différence* est en ceci : c'est que je conseille de ne *jamais* quitter les verres correcteurs et de *s'en servir pour voir de près comme pour voir de loin.*

« Mon but est surtout de mettre mes myopes dans la possibilité constante d'avoir un remotum suffisant pour qu'ils ne soient pas obligés à des efforts de convergence exagérés.

« Dans l'ancien système, l'obligation de changer de verres, pour voir de près, faisait qu'on ne s'en servait pas.

« Les mydriatiques ne sont pas employés, sauf dans quelques cas de spasme de l'accommodation.

« Lorsqu'au début, j'ai voulu faire la correction *absolument totale*, je me suis heurté à plusieurs cas d'intolérance, même chez de jeunes sujets. J'y ai renoncé dans beaucoup de cas. Je la crois d'ailleurs peu recommandable, quantité de myopes n'ayant pas une fonction accommodative suffisante pour pouvoir être assimilés à des emmétropes.

« J'emploie ce mode de correction depuis trop peu de temps pour avoir un nombre suffisant de cas suivis (177 sujets, jusqu'à l'âge de 30 ans). J'ai revu très peu de ces sujets. Mais tous ceux que j'ai revus et suivis (une dizaine), tous jeunes gens de 10 à 20 ans, ont retiré un bénéfice bien net de cette correction. Chez tous la myopie a évolué beaucoup moins rapidement. Chez quelques-uns elle est restée stationnaire depuis la nouvelle correction.

« D'ailleurs, c'est d'une observation courante que les myopes moyens qui portent constamment des verres sans jamais les quitter, depuis leur enfance, ont une myopie stationnaire (mêmes verres pour toutes distances).

« J'en excepte certaines myopies malignes très fortes, qui ont augmenté malgré tout (même chez des illettrés ; ce qui prouve que chez eux ce n'est pas la vision de près qui en est la cause)...

« Il me semble qu'un rapport sur cette question est prématuré, si l'on attend des conclusions fermes : car je pense que le plus grand nombre de nos confrères français ne corrige pas la myopie suivant la nouvelle méthode depuis plus de trois ou quatre ans.

« Cependant je suis d'avis que la question devait être posée, quitte à être reprise plus tard, bien plus tard, au point de vue des résultats obtenus. »

31. — Pascheff (Sofia). — « Les principes sur lesquels je me base dans ma pratique pour la correction de la myopie, sont les suivants :

« 1° Je corrige, *pour la distance, toute la myopie*, chez les myopes jusqu'à l'âge de 40 ans, quand elle est inférieure à 8 d.

« 2° Je donne ce *même verre* aussi pour la *distance de près* chez les enfants, adolescents et adultes de moins de 30 ans (surtout s'ils ont porté déjà des lunettes), quand le fond de l'œil et le pouvoir accommodatif du myope sont relativement bons, et quand la myopie est de plus de 3 d. et pas supérieure à 6 ou 7 d.

« Pour déterminer la myopie *totale*, je me sers toujours de la skiascopie, l'*homatropine* et la méthode de Donders. »

32. — Sexe (Besançon). — « Je vous envoie 9 observations de malades dont le premier examen est suffisamment éloigné pour pouvoir présenter de l'intérêt. L'armée de myopes qui passe au cabinet noir, puis disparaît pour toujours sans contrôle possible, est innombrable. Voici ma façon de procéder pour la correction myopique intégrale :

« 1° S'il s'agit d'un jeune sujet :

« Je me méfie du spasme accommodatif, et me le fais amener à la fin d'une période de vacances, où l'enfant n'a fait que jouer au grand air ; si je ne le puis, je fais usage d'atropine pendant quelques jours. L'œil ainsi se détend très progressivement devant son verre correcteur et il n'y a pas de perturbation subite dans le modus vivendi de l'organe.

« Suivent ensuite les règles d'hygiène oculaire pour la lecture et l'écriture, que je remets *écrites* à la famille.

« 2° Pour un sujet âgé :

« Je préfère corriger sans atropine, et généralement il faut prescrire deux verres, quand l'âge de la presbyopie est arrivé.

Obs. I. — Mlle S. H…, Nancray (Doubs). 16 ans. Forte jeune fille très bien portante. Vue le 1er mai 1902.

Correction totale après atropinisation :

OD — 10 d. V = 1/4 avec verres ;

OG — 4 d. V = 1/4 avec verres.

28 *octobre* 1903. — Revue ; atropinisation.

OD — 6 d. V = 1/4 avec verres ;

OG — 4 d. V = 1/3 avec verres.

Amélioration de l'acuité et diminution pour OD de 4 d.

1er *août* 1904. — Revue ; atropinisation.

OD — 7 d. V = 1/3 avec verres ;

OG — 4 d. 50 V = 1/2 avec verres.

Remonte de l'acuité visuelle. Mais légère augmentation de myopie sur l'année précédente. Je prescris cure d'atropine. A suivre.

En somme, correction totale parfaitement tolérée. Mêmes verres pour tous usages, portés en permanence. Influence générale de la correction totale : bonne.

Obs. II. — M. S. H...., capitaine. Tunisie. 34 ans.

10 *novembre* 1904. — Atropinisation.

OD et OG. Myopie — 13 d.

Pas d'altérations du fond de l'œil. La correction totale donne V = 1. Prescription des verres de 13 d. à conserver constamment pour tous usages.

Revu en 1904. Correction bien tolérée. (Cet officier est le frère de Mlle S. H... de l'observation précédente.)

Obs. III. — Enfant G..., 14 ans. Besançon.

Mai 1902. — Après atropinisation, OD et OG, myopie de 4 d. V = 1, avec les verres, qui sont prescrits pour tous usages.

Revu en 1904. Même acuité avec verres. Pas d'augmentation de la myopie. Correction totale bien tolérée.

Obs. IV. — M. V...., Clerval (Doubs). 20 ans. Bonne constitution.

Juin 1902. — Sans atropine. OD — 5 d.

                         OG — 2 d. (et cyl. — 2 d. axe hor.)

Je prescris ces verres, à porter constamment.

Revu en 1904. *Statu quo* complet. Arrêt de la myopie. Influence de la correction totale : bonne.

Obs. V. — M F..., Fresnes-Saint-Mamès (Haute-Saône). 17 ans.

Octobre 1902. — Atropinisation.

Correction totale : OD — 6 d.

                     OG — 4 d. 50

V = 1 de chaque œil avec ces verres, qui sont prescrits, pour tous usages.

Revu en 1904. Pas d'intolérance ; influence de la correction totale : bonne.

Obs. VI. — Sœur L..., 34 ans. Ordre de St-Vincent.

4 *décembre* 1902. — Myopie. OD — 3 d.

    (après atropinisation)   OG — 7 d.

La correction totale brouille les images. Je suis contraint pour obtenir le maximum d'amélioration de donner :

               OD — 3 d. et OG — 4 d. ;

et de supprimer les verres pour la vision de près.

Ici : correction totale impossible

Cause de l'intolérance : trop grande différence de réfraction entre les deux yeux.

Obs. VII. — Mlle G. L.... Glamondans (Doubs). 23 ans.

Décembre 1902. — Atropinisation. Myopie de 13 d.

Je prescris correction intégrale de loin avec — 13 d. ; de près, vision nette avec — 10 d. Deux verres différents prescrits ici.

Avec — 13 d., V = 2/3. Vision de près, avec — 10 d. facile et sans fatigue à 35 centimètres.

Revue en 1904. *Statu quo*. Influence de la correction : bonne.

III

APPLICATION, DANS LA PRATIQUE, DE LA CORRECTION TOTALE DE LA MYOPIE.

Dans l'exposé des travaux précédents, je me suis attaché à mettre en relief les opinions des auteurs sur la correction totale de la myopie ; c'est à dessein aussi que, au lieu de les résumer, j'ai donné un certain développement aux questions connexes : ce qui me dispensera de revenir sur celles qui ont déjà été examinées avec suffisamment de détails.

De tous ces travaux, il se dégage d'abord un fait, affirmé par tous et contrôlé dans certains cas par une longue expérience : c'est l'innocuité absolue de la correction totale. Aucun auteur ne signale la moindre complication qui puisse lui être attribuable. Mais il faut, pour cela, se conformer à certaines règles, que je m'efforcerai de présenter d'une façon aussi méthodique que possible.

La principale de ces règles, celle sur laquelle insistent la plupart des auteurs, c'est la nécessité de corriger la myopie, dès que ses degrés les plus faibles sont constatés, chez les enfants et chez les adolescents. Tous sont d'accord pour certifier que la correction totale est d'autant mieux tolérée qu'elle a été accomplie dans les jeunes années.

Il y a unanimité également sur l'influence de l'excès de convergence comme cause du développement et de l'augmentation de la myopie. Les efforts d'accommodation ne jouissent plus que d'une considération modérée. La convergence, voilà l'ennemi. Et l'on trouve, dans différents travaux, notamment celui de Sattler (21) les démonstrations théoriques données en faveur de cette thèse.

Au point de vue pratique, nous devons surtout retenir ce fait, qui domine toutes les théories, c'est l'influence néfaste du travail trop rapproché. Depuis longtemps, tous les ophtalmologistes et tous les hygiénistes ont mis en tête des conseils relatifs à la prophylaxie de la myopie la nécessité absolue d'une attitude procurant une distance minima de 30 centimètres entre les yeux et l'ouvrage. La préoccupation de maintenir cette distance existe plus que jamais, avec les verres de correction totale, puisque Förster (1) exige 40 centimètres, et Sattler (21) de 34 à 40 centimètres.

Donc, indépendamment de toute théorie, le travail prolongé à courte distance (moins de 30 centimètres) est le facteur principal, admis par tous, de la genèse et de l'accroissement de la myopie scolaire. Si la correction totale a pour effet de faciliter et d'obliger le travail de 30 à 40 centimètres, elle est appelée à rendre un signalé service dans la lutte entamée contre la myopie. C'est ce que nous aurons à examiner.

Puisqu'il vient d'être question de myopie scolaire, on a vu que Sulzer (20), avec Tscherning, adopte une classification dans les différentes formes de myopie. Je crois que cette classification doit être maintenue. La *myopie de travail*, myopie professionnelle ou fonctionnelle, ne doit pas être confondue avec la *myopie dangereuse*. La myopie de travail peut augmenter ou progresser, sans pour cela devenir dangereuse. Je pense donc que la dénomination de myopie progressive doit cesser d'être affectée exclusivement à la myopie dangereuse, qui est appelée aussi, à juste titre, myopie maligne, myopie pernicieuse, et, en Allemagne, myopie délétère. Si la progression de la myopie peut être enrayée ou tout au moins si elle ne résiste pas à toutes nos tentatives, nous sommes moins bien armés contre la malignité de la myopie.

Or, c'est ici qu'il faut envisager l'amincissement du segment postérieur de la sclérotique, dont nous ne pouvons prévoir ni la marche ni l'arrêt, et dont Sulzer (*Encyclopédie française d'ophtalmologie*, t. III, p. 351) parle en ces termes :

« Quand on divise en deux moitiés un globe myopique, on est frappé de l'amincissement du segment postérieur de la sclérotique..... Il semble que la sclérotique subisse dans la myopie axile acquise non seulement une élongation, mais une vraie atrophie. Quelquefois on voit la sclérotique réduite à la moitié de son épaisseur normale. Cet amincissement considérable de la coque oculaire a une grande importance au point de vue des idées théoriques qu'on s'est formées sur la genèse de la myopie. Si la cause de la myopie était mécaniqne, si elle résidait dans la pression exercée sur le globe oculaire par les muscles extérieurs, ou dans les tractions exercées sur la choroïde par le muscle ciliaire, l'amincissement de la sclérotique survenant à la suite de cette élongation mécanique devrait être proportionné à l'agrandissement de la coque oculaire. Or l'amincissement observé dépasse de beaucoup l'amincissement que produirait une extension mécanique de la sclérotique telle qu'on l'observe dans la myopie. Il s'en suit que l'amincissement doit être le processus primitif, causal, qui entraîne l'élongation à sa suite. Les forts degrés d'amincissement observés sont une des plus fortes raisons qui militent contre les théories mécaniques de la myopie... Tandis que dans le globe emmétrope ou hypermétrope la plus grande épaisseur de la sclérotique se trouve à son pôle postérieur et que celle-ci s'amincit quand on passe du pôle postérieur vers la région ciliaire, le contraire a lieu dans l'œil myope. La sclérotique de l'œil myope est plus épaisse dans le segment antérieur que dans le segment postérieur, et son épaisseur diminue graduellement quand on passe de la région ciliaire vers le pôle postérieur. »

Au *Xe Congrès international d'Ophtalmologie* (Lucerne, 1904), Lange (de Brunswig), dans une étude sur le rôle que pouvaient jouer, dans le développement de la myopie, les fibres élastiques de la sclérotique, a rapporté ses recherches microscopiques sur la sclérotique de 4 jeunes myopes, qui ne contenait aucune fibre élastique, tandis que 5 yeux emmétropes montraient dans leur sclérotique de nombreuses fibres élastiques. Il pense que la myopie progressive pourrait bien avoir pour cause une absence congénitale de fibres élastiques dans la sclérotique.

D'après ces citations, il semble bien que le côté anatomo-pathologique de la question n'est pas une quantité négligeable.

Je ne m'étendrai pas longuement ici sur les conclusions

que l'on pourrait tirer de ces faits ; ils impliquent, cela va de soi, un traitement général, ce qui n'est discuté par personne et ce qui a été bien mis en lumière par Gillet de Grandmont, à propos du rapport de Bravais (3) au Congrès de la Société française d'ophtalmologie, en 1890. Gillet de Grandmont s'exprimait en ces termes : « Il faut, pour qu'un œil devienne myope, que la coque oculaire ait perdu les parties calcaires qui solidifient sa trame. Ce n'est qu'à cette condition que l'extension de la sclérotique peut être indéfinie... Il faut, chez l'enfant, surveiller la constitution et traiter les premiers symptômes de la myopie tant par le repos absolu des yeux que par l'emploi des phosphates calcaires, des iodures et de tous les médicaments qui combattent la déchéance organique..... Il n'est question ici que de la myopie en voie d'évolution. Lorsqu'elle est manifeste, il faut recourir aux moyens usuels : repos de l'accommodation, correction de la réfraction, etc... qui constituent plutôt un *modus vivendi* avec l'affection, qu'un réel traitement. »

Peut-être devra-t-on songer aussi à une thérapeutique locale, représentée par les injections sous-conjonctivales de médicaments s'adressant à cette désorganisation du tissu sclérotical.

Quoi qu'il en soit, nous avons surtout pour le moment à nous occuper de la correction de la myopie. « Si, comme le dit Sattler (21), il y a beaucoup de myopies qui, sans aucune précaution particulière, restent stationnaires dans un degré inférieur, d'un autre côté nous ne pouvons pas prévoir, dans un cas donné de myopie faible, si elle restera stationnaire ou si elle progressera, et, dans ce dernier cas, combien de temps elle progressera. Il est donc absolument indispensable de prendre les mesures nécessaires déjà dans les degrés faibles de myopie, pour empêcher autant que possible qu'elle atteigne des degrés plus élevés. »

Après cet exposé, qui sert pour ainsi dire de préface à ce qui va suivre, je vais examiner les questions qui se rattachent directement à l'application de la correction totale.

§ 1. — Définition et but de la correction totale.

La correction totale de la myopie est la prescription à l'intéressé, pour la vision de loin et pour la vision de près, du même verre concave, se rapprochant le plus possible du degré de la myopie, très exactement déterminé par les procédés objectifs et subjectifs actuels, et procurant le maximum d'acuité visuelle.

(La question de la correction de l'astigmie est ici considérée à part ; elle sera examinée plus loin.)

Ainsi, si l'on trouve une myopie de 5 d. chez un jeune sujet, si le verre de ce numéro donne 1 à 0,8 comme acuité visuelle et permet facilement le travail de 33 à 40 centimètres, en prescrivant pour tous les usages le verre concave de 5 d., on fait réellement la correction totale. Mais, si le sujet paraît plus satisfait d'être corrigé avec 4 d. 50, qui ne lui donne cependant que 0, 6 d'acuité, mais qu'il préfère pour la vision de près, je pense qu'on peut estimer que l'on est encore dans les limites de la correction totale.

Au contraire, on ne fait pas la correction totale, quand on prescrit un verre dont le numéro s'éloigne notablement du degré de la myopie.

Par exemple, si l'on ordonne un seul verre de 4 d. pour toutes les situations, alors que la myopie est de 6 d, on rentre dans l'application des anciennes méthodes.

On ne fait pas non plus la correction totale quand on laisse le myope travailler de près sans verre, ne donnant le verre exact que pour la vision éloignée ; ou bien quand on prescrit le verre exact pour voir de loin, et un verre moins fort pour voir de près (exception faite pour l'âge de la presbytie).

Inversement, si, dans une myopie forte, de 10 d. par exemple chez un écolier, on cherche à obtenir une bonne vision de travail à 30 centimètres, avec un verre de 7 d., bien supporté, on fera peut-être une chose utile, puisqu'on s'opposera à une attitude trop rapprochée, mais l'écolier verra mal au tableau, sa vision de loin ne sera pas corrigée, il n'aura en quelque sorte qu'une demi-correction totale.

D'autre part, on applique la correction totale, lorsque,

ayant essayé le verre correcteur exact, on prescrit un verre moins fort, après avoir jugé qu'il serait mieux accepté, pour revenir quelque temps après au verre de correction totale.

D'où il suit qu'il se présente deux manières de procéder : la correction totale d'emblée, et la correction totale progressive, ou plutôt échelonnée (la première appellation s'appliquant déjà à la myopie).

D'une façon générale, la correction totale d'emblée est surtout acceptée par les jeunes myopes, et dans les degrés peu élevés de myopie. La correction totale échelonnée est plus facile à faire adopter, spécialement dans les forts degrés de myopie. Ces points seront développés plus loin, en même temps qu'on examinera les cas dans lesquels la correction totale ne serait pas supportée et serait alors conseillée sans nécessité.

Si l'on se reporte au tableau qui a été donné en tête de ce travail, on peut se rendre compte que les myopies faibles et moyennes (de 0 d. 25 à 6 d.) sont dans une proportion considérablement plus élevée que les myopies fortes. Donc, si la correction totale doit surtout être utile dans les myopies faibles et, dans une certaine mesure, dans les myopies moyennes, on voit qu'il existe un grand nombre de cas dans lesquels la correction totale pourra être prescrite, ou tout au moins essayée.

Quel est donc le but de la correction totale, et par suite quels sont ses avantages ? Cela découle des opinions émises dans les travaux précédents.

L'usage des verres de correction totale procure une augmentation de l'acuité visuelle. Les faits cités par H. Dor (6) notamment, ont mis ce point bien en évidence.

On a noté aussi, dans un certain nombre de cas, la diminution de la myopie.

Mais il est juste de dire que des résultats analogues ont été constatés avec la correction partielle.

La correction totale permet d'obtenir la suppression ou l'atténuation de l'insuffisance de convergence [Sattler (21), et autres].

Mais les deux principaux avantages qui ressortissent à la correction totale, sont : d'abord, le port d'un seul numéro

de verres, supprimant ainsi le changement parfois ennuyeux
et d'ailleurs souvent négligé ; puis, et surtout, l'arrêt apporté dans l'augmentation de la myopie.

A ce propos, les auteurs partisans de la correction totale
disent qu'elle empêche la myopie de progresser, qu'elle est
le procédé le plus efficace dirigé contre la myopie progressive ; et il semble qu'ils ont compris sous cette dernière
appellation aussi bien la myopie maligne que la myopie de
travail. Que l'augmentation ou la progression de la myopie
de travail soit enrayée, lorsqu'elle est corrigée de bonne
heure, le fait n'est pas douteux.

Mais l'influence favorable de la correction totale sur la
myopie maligne a peut-être besoin d'une plus longue expérimentation. Plusieurs auteurs signalent des cas de myopie
que la correction totale n'a pas empêché d'augmenter [Jackson (4), Meyerhof (9), etc.] ; ces cas sont sans doute ceux
qui appartiennent à la catégorie des myopies dangereuses.

Enfin, un résultat appréciable de la correction totale
chez les écoliers, consisterait en ce que, dans des cas de
myopie en voie d'augmentation il ne serait pas nécessaire
d'exiger l'interruption des études (Sattler).

En somme, c'est surtout à cause de ses heureux effets
sur la progression de la myopie que la correction totale est
préconisée par ceux qui l'ont employée. D'où il résulte qu'il
est particulièrement important de la prescrire tout au début
de la myopie.

§ 2. — EMPLOI DE L'ATROPINE

Ce n'est pas l'atropine en particulier qui sera visée dans
les lignes suivantes, mais tous les mydriatiques. Pour
simplifier, je ne désignerai que l'atropine.

La majeure partie des ophtalmologistes, cités précédemment, ne fait pas usage de l'atropine, avant de procéder
à la détermination du verre correcteur. D'autres au contraire, et c'est le plus petit nombre, instillent l'atropine
soit au moment de l'examen, soit dans les jours précédents.

Je me place dans le camp de la majorité, et je vais
essayer d'expliquer pour quelles raisons je recours très

rarement à l'atropine. Je présume que ceux qui n'emploient pas l'atropine ont à présenter des raisons semblables.

On fait usage de l'atropine pour diminuer ou faire disparaître un prétendu spasme de l'accommodation, lequel augmenterait notablement la myopie et fausserait les résultats de l'examen.

Il faudrait donc admettre que ce spasme, que l'on appelle même contracture de l'accommodation, existe dans tous les cas sans exception (pour ceux qui atropinisent tous les examinés). Or, on peut seulement concéder l'existence de ce spasme chez les nerveux ou chez les hystériques ; il est plutôt justiciable alors du bromure de potassium ou de la suggestion ; attendu que, si l'on attribue à l'atropine la vertu de le faire disparaître momentanément, l'atropine n'a pas le pouvoir de le supprimer définitivement, lorsque l'instillation du collyre aura été interrompue.

Dans ses *Mémoires d'ophtalmométrie*, p. 124, Javal s'exprime ainsi, à propos de la définition du spasme de l'accommodation : « Pour m'écarter le moins possible du langage généralement employé, je dis qu'il y a *spasme*, quand il se produit une *accommodation nuisible*.... On fait usage de cette expression quand un myope ne sait pas relâcher toute son accommodation et qu'on obtient une diminution de myopie par l'emploi des mydriatiques. De même quand un astigmate présente, pour la vision au loin, un astigmatisme inverse de celui de là cornée, et qu'après atropinisation prolongée l'astigmatisme total se rapproche de l'astigmatisme cornéen, je dis qu'il y avait spasme astigmatique de l'accommodation.... Il ne faut pas se le dissimuler, ce langage est incorrect. Autant vaudrait dire qu'il y a un spasme de la main chez les artisans dont les doigts restent dans une semi-flexion pendant le repos : il serait mieux de garder le mot *spasme* pour les excès d'accommodation douloureux: mais je ne prétends pas réformer la langue. »

Dianoux, dans le travail qui précède (26), fait d'une façon très catégorique le procès de l'atropine. J'invite le lecteur à relire attentivement les lignes qui se rapportent à ce sujet.

Voici d'autre part ce que dit Tscherning, dans son *Optique physiologique*, p. 84, sur l'emploi de l'atropine pour

la détermination de la réfraction : « De Wecker a beaucoup
insisté sur l'abus de l'atropine en oculistique et je me range
complètement à son avis. On sait que les jeunes hypermétropes ont l'habitude de corriger une partie de leur hypermétropie en accommodant, et qu'ils ne peuvent pas relâcher
cette accommodation sans s'y exercer au moyen de verres
convexes, au moins tant qu'ils fixent un objet déterminé.
Pour rendre toute l'hypermétropie manifeste, on est obligé
d'instiller de l'atropine, afin de paralyser l'accommodation.
C'est cette observation, parfaitement juste, qui a engendré
l'idée qu'on obtiendrait en général une meilleure détermination de la réfraction en instillant de l'atropine, ce qui a
fait accuser le muscle ciliaire chaque fois qu'on trouvait
une différence de réfraction avant et après l'instillation de
l'atropine. En mettant de l'atropine dans des yeux emmétropes, on trouve souvent un léger degré d'hypermétropie,
que Donders a voulu expliquer en admettant un « tonus du
muscle ciliaire ». Souvent aussi on voit la myopie diminuer
un peu sous l'influence de l'atropine, et l'on a attribué cette
diminution à l'existence d'un « spasme de l'accommodation » qui disparaîtrait, le muscle accommodateur étant
paralysé.

« On a été conduit à ces erreurs parce qu'on était persuadé
que la réfraction devait nécessairement être la même dans
tout l'espace pupillaire. Il n'en est rien : il existe presque
toujours des différences qui sont souvent très notables.
C'est ainsi qu'il y a dans mon œil une différence relativement
énorme, de près de 4 d., entre le bord supérieur et le bord
inférieur de la pupille. Lorsqu'on instille de l'atropine, la
pupille se dilate et la partie basale de la cornée qui est
fortement aplatie entre en jeu. Comme l'aplatissement de
ces parties est souvent assez fort pour surcorriger l'aberration de sphéricité, il se trouve que la réfraction de ces
parties périphériques est généralement plus faible que celle
des parties centrales. Une dilatation assez faible de la pupille suffit pour que l'aire de ces parties qui, dans les conditions ordinaires, sont exclues, soit plus grande que celle
de la pupille ordinaire ; c'est ce qui fait juger surtout
d'après elles la détermination de la réfraction. Si l'aplatis-

sement périphérique de la cornée est plus faible ou si l'étendue de la partie optique dépasse les limites ordinaires, ce qui arrive quelquefois, on peut, grâce à l'aberration de sphéricité, obtenir une augmentation de réfraction en instillant de l'atropine. De tels cas ont été observés, entre autres par Javal ; ils étaient bien difficiles à expliquer avec les idées qui ont eu cours jusqu'à présent, puisqu'on ne pouvait admettre que l'instillation de l'atropine pût donner lieu à un spasme de l'accommodation.

« Excepté dans les cas d'hypermétropie latente, on obtient donc en général une meilleure idée de la réfraction oculaire par l'examen ordinaire sans atropine.

« Des cures d'atropine ont été employées contre la myopie progressive ; on tenait le muscle ciliaire paralysé pendant quinze jours ou un mois, pour arrêter la progression de la myopie, surtout guidé par le désir d'agir contre le spasme de l'accommodation qu'on supposait être la cause de la progression de la myopie. Ces cures ne semblent pas avoir été utiles. »

Le même auteur, à la page 149 du même ouvrage, parle en ces termes du spasme de l'accommodation : « On a décrit deux formes de spasme de l'accommodation : 1° Comme nous l'avons vu, on a eu l'habitude de poser le diagnostic de spasme de l'accommodation, lorsqu'on trouvait une réfraction plus faible après l'instillation de l'atropine. L'existence de ce prétendu spasme, qui est toujours d'un degré très faible (0 d. 50 à 1 d. 50) est très douteuse, puisque la diminution de réfraction, après l'instillation de l'atropine, peut souvent être attribuable à la réfraction plus faible des parties périphériques du système optique de l'œil. 2° On observe quelquefois chez des hystériques un véritable spasme de l'accommodation, s'appliquant souvent à toute l'amplitude et non à une faible partie comme dans le cas précédent. Ces cas sont rares ; ils donnent lieu à une myopie passagère qui, le plus souvent, se complique de diplopie monoculaire. »

Panas (*Traité des maladies des yeux*, t. I, p. 164) s'exprime ainsi : « Se fondant sur le prétendu rôle actif de l'accommodation dans la production de la myopie, on a usé et abusé des mydriatiques en vue d'en arrêter la marche progressive. Pour y parvenir, on pousse l'atropinisation jusqu'à la paralysie prolongée du muscle accommodateur. Les succès ainsi réalisés sont rares et concernent exclusivement les cas de spasme persistant de l'accommodation. Hors de là, il ne faudrait pas trop y compter, outre qu'il en résulte pour le malade des troubles visuels. »

Sulzer (*Encyclopédie française d'ophtalmologie*, t. III, p. 366) expose son opinion de la façon suivante : « Procédant de l'idée théorique que la myopie est une suite des efforts soutenus d'accommodation, plusieurs auteurs ont préconisé l'atropinisation prolongée dans le but d'arrêter les progrès de la myopie. Je n'ai jamais vu obtenir de cette façon des résultats bien frappants dans la myopie simple.. L'emploi systématique et prolongé de l'atropine dans la myopie progressive ne semble donc justifié ni par nos notions actuelles ni par les résultats obtenus. »

Je compléterai cette argumentation par l'auto-observation d'un cas d'empoisonnement par l'atropine, relatée par le docteur H. Viry, médecin-major à l'hôpital militaire de Batna (Algérie), dans le *Journal de Médecine et de Chirurgie pratiques*, novembre 1904 : « Ayant besoin d'un collyre à l'atropine pour moi-même, je le demandais, sans formuler, à un pharmacien voisin. L'étudiant présent, par erreur, me fournit une solution contenant 0 gr. 50 de sulfate d'atropine dans 10 grammes d'eau. Sans vérifier, je me fis instiller deux gouttes dans un œil et trois gouttes dans l'autre. Celles-ci parvinrent dans l'arrière-gorge et, par réflexe involontaire, je les déglutis... Une heure après, frisson, anorexie. Au dire des personnes présentes, délire pendant trois heures, avec loquacité, mais à voix basse. A ce moment, l'aide pharmacien vint annoncer sa méprise. Traitement par le café chaud et fort. Sept heures après l'absorption, amélioration tout d'abord ; puis état satisfaisant après quarante-huit heures..... Le point le plus intéressant est l'action sur les yeux. L'iris avait presque disparu pendant trois jours, et ne revint à sa contraction normale que le neuvième jour. Pendant cinq jours, la lumière me causa des douleurs intenses. Après plus de six semaines, la paralysie de l'accommodation persistait ; je ne pouvais me servir de mon lorgnon habituel, verres sphériques concaves de 4 d., sans des douleurs violentes ; je dus me contenter d'un verre de 2 d., corrigeant imparfaitement ma myopie. Cependant la pupille se contractait normalement à la lumière. »

Ainsi, notre confrère qui avait une bonne correction de sa myopie avec — 4 d., avait eu cette correction complètement faussée par l'instillation d'atropine, dont la dose était exagérée, c'est incontestable. Mais on sait que l'impressionnabilité est très variable suivant les sujets. De telle sorte que la dose instillée peut amener des modifications importantes dans la réfraction, dépassant souvent le but cherché, et même produire dans chaque œil une réfraction différente, si l'un des deux yeux a reçu plus de mydriatique que l'autre, révélant ainsi une anisométropie qui n'existe pas en réalité.

Enfin Koubli, dans un article récent, analysé par les *Annales d'oculistique*, octobre 1904, s'élève contre l'abus de l'atropine dans un certain nombre d'affections oculaires. Il déclare que la cure d'atropine dans les anomalies de la réfraction et de l'accommodation est une pratique pénible pour le malade et inutile dans la majorité des cas.

Si les considérations scientifiques indiquent une grande modération dans l'emploi de l'atropine, le côté pratique ne présente pas moins d'importance. Il est certainement arrivé maintes fois à tous les ophtalmologistes de voir se présenter à leur consultation des gens effrayés, parce que leur vue était devenue trouble après qu'un autre confrère leur avait mis des gouttes. Et combien souvent il est difficile d'expliquer à ces personnes (comme d'ailleurs l'avait déjà fait le confrère qui avait instillé l'atropine) que l'effet du médicament est nécessaire pour l'examen ou pour le traitement à entreprendre. Le client, si c'est un adulte, la famille, s'il s'agit d'un enfant, a de la peine à comprendre que « venant demander à un ophtalmologiste d'améliorer sa vision, le contraire se soit immédiatement produit au sortir de la consultation. » C'est en ces termes que le plus souvent le grief est formulé. Ne pas faire une chose capable d'être mal interprétée par un client, est un point qui mérite quelque réflexion, surtout à l'époque où nous vivons.

On m'excusera d'avoir quitté le domaine scientifique pour faire cette petite incursion dans les banalités de la pratique journalière. Les jeunes confrères certainement ne m'en voudront pas.

En conséquence la cure d'atropine restera réservée à certains cas spéciaux, qu'il appartient à la sagacité du médecin de reconnaître (par exemple : complications myopiques, exposant l'œil à un danger grave, comme le décollement de la rétine ; ici le repos complet est exigible, et l'atropine a son indication).

Pour ce qui est relatif à l'examen de la réfraction des myopes, l'emploi de l'atropine doit être l'exception. Il semble qu'il n'y ait quelque utilité à en faire usage que lorsqu'on trouve un écart notable (2 d. et au-dessus) entre l'examen (skiascopie) et le verre essayé. On verra d'ailleurs plus loin que la précision des méthodes actuelles d'examen supprime presque absolument le recours aux mydriatiques.

§ 3. — PRESCRIPTION DE LA CORRECTION TOTALE.

Comme il est facile de le comprendre, il ne peut être question ici que de règles générales. Dans la pratique, chaque myope doit être considéré en particulier et recevoir la prescription qui se rapporte à son cas, le degré de sa myopie ayant été très exactement déterminé, en même temps que l'astigmie, s'il en existe. A la prescription du verre devront se joindre d'autres indications relatives à l'état général, à l'hygiène individuelle, particulièrement à l'hygiène scolaire. Il en sera question dans les paragraphes qui suivront.

Pour le moment, j'examinerai seulement la façon dont il faut envisager la correction totale, selon la classification des degrés de myopie et d'après les différents âges, m'appuyant sur les travaux cités antérieurement et, dans une certaine mesure, sur mes observations personnelles.

A. — Correction de la myopie au début.

Il s'agit ici de la correction de la myopie de 1 dioptrie et au-dessous. Jusqu'à présent, d'après l'ancienne méthode, on ne prescrivait aucun verre dans ce très faible degré de myopie. Sulzer (20) nous fait entrevoir l'utilité qu'il y aurait à ne pas négliger cette myopie. Sattler (21) est tout à fait affirmatif, et exige la correction de la myopie à partir de 0 d. 75.

Il y a plusieurs années, lorsque chez des enfants ou des adolescents, chez des écoliers en un mot, je me trouvais en présence de cette myopie, je la considérais, selon les idées adoptées, comme étant une myopie spasmodique, appelée aussi fausse myopie. Je ne manquais pas d'instiller de l'atropine, et j'obtenais les résultats suivants : mécontentement et parfois inquiétude des parents, vision trouble des enfants, dont le travail était suspendu pendant quelques semaines ; puis, lorsque les études étaient reprises, les enfants ne tardaient pas, dans le plus grand nombre des cas, à se plaindre de nouveau qu'ils voyaient mal au tableau et qu'ils ne pouvaient lire que de très près, exactement comme avant la cure d'atropine.

Depuis quinze années, j'ai pris la résolution de procéder autrement, et de corriger ces degrés infimes de myopie par les verres appropriés. C'est là la correction totale idéale, celle qui est admirablement supportée ; avec elle, pas d'ennui, pas d'interruption de travail. Et de plus, dans la très grande majorité des cas, aucune augmentation de la myopie.

Et quelle raison y aurait-il de ne pas faire une chose à la fois agréable et utile ? Je n'en vois aucune. Et je prétends au contraire qu'il y a la même nécessité de traiter la myopie tout à son début que toute autre maladie à marche progressive. Et le début de la myopie, ce n'est pas l'allongement de l'axe antéro-postérieur qui correspond à 1 d., mais bien celui qui répond à 0 d. 25 et au-dessous. Ceci est absolument logique et irréfutable. Si l'on prétend qu'il est indispensable de corriger une myopie de 2 d., et que, ce faisant, on s'opposera à son augmentation, je soutiens qu'il est encore plus urgent d'enrayer la myopie quand elle n'a encore que 0 d. 25. Les exemples que je donnerai militent en faveur de cette pratique, dont je ne me suis pas départi depuis quinze ans.

Dans ces exemples, il s'agit de myopie pure, et non pas d'astigmie myopique. Je n'ai pas à parler ici longuement de l'astigmie. Je dirai seulement que, comme tous les ophtalmologistes, depuis que Javal nous a donné l'ophtalmomètre, je corrige les astigmies myopiques simples de 0 d. 50, et même parfois de 0 d. 25. C'est aussi de la correction totale, très utile. Elle a cette heureuse influence que, dans des yeux ainsi corrigés et aptes à travailler à une distance convenable, la myopie ne se développe pas. Et au bout de quelques années, les études terminées, la vision peut s'effectuer sans le secours d'aucun verre.

La myopie d'une dioptrie et au-dessous ne se rencontre que chez les enfants et les adolescents de 7 à 16 ans, c'est-à-dire pendant la période scolaire.

Ou, pour mieux dire, lorsque ces cas se rencontrent chez les adultes, ceux-ci se contentent de leur vision assez bonne pour loin, et, voyant bien de près, ils ne réclament pas de verres.

Voici généralement la situation de l'écolier, au moment où il est amené par ses parents ou par ses maîtres. Je ne puis mieux faire que de citer une observation récente, recueillie le 19 octobre 1904 ; tous les cas se présentent à peu près de la même façon :

Obs. — Henriette B..., 13 ans, interne dans une pension religieuse. Sans être très robuste, elle possède une bonne santé ; elle est à l'époque de la formation. Le père serait myope ; je ne le connais pas. La fillette est amenée par une de ses maîtresses.

Plusieurs mois avant les vacances, elle se plaignait déjà de ne pas voir au tableau. On pensait que les vacances amélioreraient sa vision.

C'est donc peu après la reprise des études qu'elle a été soumise à mon examen. Je trouve : V. = 0,1. La skiascopie donne exactement : myopie de 0 d. 75.

La fillette ne peut absolument pas lire autrement qu'à 20 centimètres, et, comme elle est assez grande, elle se courbe avec exagération sur ses cahiers.

L'essai des verres ramène d'emblée l'acuité visuelle à 0,8. Je prescris pour la vision de loin et pour la vision de près le verre sphérique concave de 0,75, monté en lunettes. Avec ce verre, la vision de près est très facile à 35 centimètres. Je recommande que cette distance soit maintenue sévèrement.

Je complète l'observation en notant l'absence de toute astigmie et de toute lésion visible à l'ophtalmoscope.

Ainsi, voilà une fillette, très gênée dans ses études par une myopie commençante, qui est très rapidement mise en possession d'une bonne vision, et cela, comme on le verra plus loin, pour toute sa scolarité. Le cas est trop récent, pour qu'on puisse parler de la marche de la myopie. Mais les nombreux exemples, dont il va être parlé, permettent de prévoir que la myopie se maintiendra à ce faible degré.

Voici une autre observation, un peu différente de la précédente :

Obs. — Frédéric J..., 12 ans, est examiné le 25 juin 1903 pour la première fois. Il voit assez mal au tableau et pour la musique. Il ne peut lire et écrire qu'à 20 centimètres. On trouve, pour l'œil droit, V = 0,2, pour l'œil gauche, V = 0,6. L'examen révèle, à droite, une myopie de 0 d. 75, à gauche, une myopie de 0 d. 25. Les verres de ces numéros, qui donnent pour chaque œil V = 1, sont prescrits pour la vision de près et pour la vision de loin.
Revu au bout d'un an, l'enfant travaillait facilement à plus de 30 centimètres. Sa myopie n'avait subi aucun changement.

Ce cas est un exemple d'anisométropie myopique tout au début, l'anisométropie se rencontrant très fréquemment dans les degrés plus élevés de myopie. L'utilité d'une correction parfaite, instituée aussitôt que de tels cas sont découverts et le plus près possible de leur commencement, n'échappera à personne.

De tels exemples ne sont pas très rares, et je puis signaler encore le cas suivant d'anisométropie, avec écart de réfraction plus grand entre les deux yeux :

Obs. — Ernest C..., 15 ans, examiné le 30 octobre 1903, a, de l'œil droit, une myopie de 1 d. 50, avec V = 0,15 sans correction. A gauche, myopie de 0 d. 50. On prescrit les verres de ces numéros, qui lui donnent, pour chaque œil et binoculairement, V = 1. Le travail de près s'effectue facilement à bonne distance avec ces verres.

Enfin, voici un cas qui peut se rencontrer parfois :

Obs. — Zoé M..., 15 ans, examinée le 12 avril 1893. OEil droit : V = 0,3. OEil gauche : V = 0,4. Strabisme divergent alternant. Avec un sphérique concave de 0 d. 50, V = 0,8. Je prescris ce verre associé à un prisme de 3°, base en dedans. Port permanent des lunettes.

Ce fait devenait intéressant quelques mois après, parce

que l'on m'amenait le frère de la fillette, dans l'état suivant :

Obs. — André M...., 13 ans, vu le 3 octobre 1893. OEil droit : V = 0,5. OEil gauche : V = 0,4. Strabisme divergent alternant. Avec un sphérique concave de 0 d. 50, V = 0,8. Ce verre est prescrit associé à un prisme de 3 degrés, base en dedans. Port permanent des lunettes.

Les deux enfants ont été revus deux ans après, le 1er octobre 1895, dans un état très satisfaisant, permettant de supprimer les prismes, pour ne laisser que les verres concaves.

Les cas de myopie très faible que j'ai corrigés depuis quinze ans sont au nombre de plus de deux cents. Naturellement je n'ai pas revu tous les enfants. Mais, jusqu'au commencement de l'année 1903, j'ai pu compléter 95 observations. Sur ce chiffre, dans une seule circonstance, la myopie avait augmenté. Voici le cas :

Obs. — Marguerite C..., 9 ans, examinée le 4 décembre 1893. Le père est myope ; le degré de sa myopie n'est pas connu. Chez la fillette on trouve : œil droit : V = 0,4 ; œil gauche, V = 0,2. Les verres prescrits pour près et pour loin, donnant V = 1, sont, pour l'œil droit de 0 d. 50, pour l'œil gauche de 0 d. 75, montés en lunettes.

Pendant deux ans, état stationnaire ; en 1895, vigoureusement sollicité par la famille, je consens à laisser porter les mêmes verres en pince-nez. Le 30 septembre 1898 (la fillette avait 13 ans), la myopie a notablement augmenté. On trouve 5 d., à droite ; 5 d. 50 à gauche. Ces verres sont prescrits en correction totale. Je n'ai pas encore revu l'enfant depuis ce dernier examen.

Par conséquent, chez 95 enfants ou adolescents, dont les observations ont pu être contrôlées, la myopie de 1 d. et au-dessous, totalement corrigée, est restée stationnaire, sauf une seule fois. J'ai lieu de croire que les cas qui n'ont pu être suivis complètement ont bénéficié des mêmes avantages.

Un certain nombre de jeunes myopes, qui avaient été vus de 1889 à 1892, arrivés actuellement à l'âge de la puberté, n'ont plus éprouvé le besoin de se servir de leurs verres. Quelques-uns les ont conservés pour la musique seulement ; d'autres, ayant choisi une carrière nécessitant l'application des yeux (enseignement, comptabilité, couture) ne les ont pas complètement abandonnés.

En conséquence, nos constructeurs de boîtes de verres d'essai, qui ont jugé utile d'y mettre des verres sphériques convexes et des verres cylindriques concaves et convexes de 0 d. 25, 0 d. 50 et 0 d. 75, parce que l'on s'en sert, ont pensé qu'il était logique de les pourvoir aussi de verres sphériques concaves de 0 d. 25, 0 d. 50 et 0 d. 75, dont l'utilité n'est pas moindre.

Certainement il est arrivé à des ophtalmologistes de prescrire ces verres faibles à de jeunes sujets ; la question est de savoir, si, comme j'en ai la conviction, ils doivent être ordonnés sans exception à tous les jeunes myopes, lorsqu'on a la chance de dépister la myopie tout à son début, les parents ayant l'intelligence d'amener leurs enfants à ce moment (ce dont il faut toujours les féliciter).

Cette question importante entraîne aussi celle de la nécessité de l'examen des yeux des écoliers, pratiqué au moins une fois l'an dans toutes les écoles, aussi bien celles des grandes villes que celles des villages. Cela me paraît tout aussi urgent que la vaccination obligatoire.

Avec le développement des moyens de communications, on pourrait arriver à l'application des mesures suivantes : toutes les écoles seraient pourvues d'échelles d'acuité visuelle, qui, dans les basses classes, serviraient au besoin à enseigner les lettres ; les maîtres et les maîtresses apprendraient vite à se servir de ces échelles. Dès qu'un enfant manifesterait une vision douteuse, les parents, dans la classe aisée, auraient l'obligation de le soumettre à l'examen d'un ophtalmologiste ; dans la classe pauvre, le même examen serait pratiqué au compte de l'Assistance médicale.

Je dis que l'examen serait pratiqué par un ophtalmologiste, et non par un médecin d'école ; car le degré exact de toute amétropie ne peut être déterminé que dans un cabinet scientifiquement installé et pourvu des appareils spéciaux. Pour la correction de la myopie, et surtout pour sa correction totale, la prescription du verre doit être absolument conforme à l'examen. Si la myopie est de 1 d. 50, ce n'est ni le verre de 1 d. 25, ni celui de 1 d. 75 qui doit être ordonné, mais uniquement celui de 1 d. 50.

Une question non moins importante est la réglementation

de la vente des verres. Défense absolue devrait être faite aux colporteurs, aux bazars et à toute boutique de vendre des lunettes. Les opticiens seuls auraient le droit de vente et de fabrication ; on exigerait d'eux quelques connaissances élémentaires et ils ne pourraient délivrer des verres que contre une ordonnance établie par un ophtalmologiste.

L'étude complète de ces questions m'entraînerait trop loin de mon sujet. Je n'ai fait que les ébaucher, pour attirer l'attention sur leur rôle important dans la prophylaxie de la myopie, surtout si l'on admet l'utilité de la correction de la myopie de bonne heure et dans ses degrés les plus faibles.

B. — Correction de la myopie faible (jusqu'à 3 dioptries).

1º Enfants et adolescents. — Très nombreux sont les myopes de cette catégorie que l'on a à examiner pour la première fois, en moyenne vers l'âge de 9 à 10 ans. On en voit aussi à 18 et 20 ans. Plus ils sont jeunes, et mieux ils supportent leur correction totale. D'ailleurs il serait presque illusoire de conseiller aux écoliers de ne pas travailler avec les verres qui leur sont donnés pour voir de loin ; ils n'en feraient rien. Il est de pratique courante que les verres restent en permanence sur le nez, et il est d'observation courante qu'ils ne sont l'objet d'aucune plainte de la part de l'intéressé ; de plus, la distance de travail se maintient presque toujours, dans ces conditions, à plus de 30 centimètres, si l'enfant est docile ou s'il est surveillé.

La correction totale, entreprise dans cette période, paraît s'opposer efficacement à l'augmentation de la myopie, d'après les statistiques publiées, notamment celle de H. Dor (6).

2º Adultes. — Les myopes faibles, entre 22 et 40 ans, qui viennent consulter pour la première fois, sont rares. On a l'occasion d'en examiner, lorsqu'ils se présentent pour une autre maladie, et déjà ils portaient leurs verres depuis l'adolescence. La correction totale n'a pas une importance très grande à cette époque de l'existence ; le sujet peut être laissé libre de conserver ses verres en permanence, si cela lui est agréable. Lorsqu'il approche de la quarantaine, il éprouve le besoin de les ôter pour la vision de près.

3° Age de retour. — Une première prescription de verres de 1 à 3 d., à faire à cette période de l'existence (40 à 60 ans) est exceptionnelle. Elle ne concernerait que la vision à distance.

C. — Correction de la myopie moyenne (jusqu'à 6 dioptries).

1° Enfants et adolescents. — Cette catégorie amène autant de consultants que la précédente ; mais tandis que, dans celle-ci, les enfants sont examinés à 9 ou 10 ans, ici on les voit pour la première fois un peu plus tard, entre 10 et 12 ans. Cela indique que l'on a, en général, attendu davantage, laissant ainsi la myopie se développer : à 9 ans, elle pouvait être de 2 à 3 d. ; à 12 ans, elle est de 5 à 6 d. Et tandis que la correction totale était très facile jusqu'à 3 d., elle devient moins généralement applicable de 4 à 6 d.

En ce qui me concerne, j'avoue que, avant l'année 1902, j'ai prescrit souvent le verre correcteur pour loin seulement, indiquant pour près un verre plus faible ou pas de verre du tout. Depuis 1903, j'ai laissé les jeunes gens faire ce qui leur serait possible. J'ai vu des myopes de 4 d. et de 5 d. qui ont admirablement supporté leur correction totale, avec travail facile de 33 à 35 centimètres.

Déjà à 6 d. la tolérance est moins parfaite, et l'on commence à être obligé de procéder progressivement, en ordonnant un verre de 5 d. au début. Koubli (17) estime que dans la myopie jusqu'à 5 d. 50, un tiers ne supporte pas la correction totale pour près ; cette proportion est peut-être un peu élevée.

2° Adultes. — Une quantité relativement moindre de myopes de cette catégorie consulte pour la première fois. En général ceux que l'on voit ont déjà porté des verres ; ils ont fait choix d'un seul verre intermédiaire pour la vision de près et pour la vision de loin. Dans certains cas, on peut faire accepter la correction totale pour 4 d. de myopie. C'est plus difficile pour 5 d. et 6 d.

3° Age de retour. — De 40 à 60 ans, les myopes peuvent corriger exactement leur myopie pour la vision de loin ; mais c'est un fait connu que la presbytie exigera un verre beaucoup plus faible pour la vision de près, et même aucun verre concave.

D. — Correction de la myopie forte ($>$ 6 dioptries).

1º Enfants et adolescents. — La question de la correction totale devient ici particulièrement importante. En effet, lorsque se présentent pour la première fois des myopes âgés de 10 à 12 ans, porteurs d'une myopie de 9 à 12 d., on peut craindre une augmentation fâcheuse, et songer déjà à la myopie maligne. Il s'agit donc de savoir si la correction totale, chez les myopes de cette catégorie, arrête réellement la progression. C'est l'avis des ophtalmologistes, habitués à pratiquer la correction totale, celui de Sattler (21) en particulier.

Mais, si l'on peut encore arriver d'emblée, dans quelques cas, à faire accepter des verres de 7 à 8 d., cela devient moins facile pour les numéros plus élevés. Je pense que pour ces numéros (9 à 12 d.) il faut se montrer un peu plus large, et donner une à deux dioptries de moins, si l'enfant accepte. Je trouve, dans mes registres, les observations suivantes :

Obs. — Paul H..., 16 ans, vu en 1892. Myopie de 12 d. Après correction, V $= 0, 3$. N'a pu supporter que le verre concave de 10 d., donnant V $= 0, 2$.

Obs. — Jean R...., 18 ans, vu en 1895. Myopie de l'œil droit de 11 d., de l'œil gauche de 10 d. V $= 0, 6$ avec les verres. N'a pu accepter que 10 d. pour l'œil droit, et 9 d. pour l'œil gauche, donnant V $= 0, 5$.

Dans tous les cas, si la correction totale d'emblée est refusée, on atteindra plus aisément le but en ayant recours à la correction totale échelonnée. Et, si l'on doit y renoncer, on conseillera, selon les règles anciennes, un verre pour la vision de loin, et un autre verre, un peu moins fort, pour la vision de près, en faisant en sorte que ce dernier facilite le travail à 33 centimètres.

Des statistiques plus complètes que celles que nous possédons actuellement, seront seules capables de démontrer, dans l'avenir, l'action de la correction totale de la myopie forte sur sa marche progressive.

Il est bon de rappeler que la plupart des auteurs, qui se sont occupés de la correction totale, recommandent de toujours tenir compte de l'état des membranes profondes, la présence de lésions exigeant de la prudence dans la prescription des verres.

2º Adultes. — On rencontre des adultes qui ont choisi eux-mêmes leurs verres, dès l'adolescence, et qui ne les ont jamais quittés. J'ai vu récemment un professeur, âgé de 30 ans, qui portait depuis l'école des verres de 8 d., avec lesquels il avait $V = 0, 8$. L'observation donnée par Chavasse (25) est aussi à citer comme exemple. D'autres cas ont été signalés par les auteurs (tableaux de H. Dor). Il est à remarquer que dans ces cas la myopie est restée stationnaire.

3º Age de retour. — On peut, dans certains cas, obtenir une correction à peu près complète pour la distance. Mais il est douteux que les mêmes verres soient acceptés pour la vision de près.

E. — Correction de la myopie excessive ($>$ 12 dioptries).

1º Enfants et adolescents. — Lorsque de tout jeunes gens se présentent, atteints de myopie aussi élevée, on peut le plus souvent redouter le développement de la myopie dangereuse. Chez les plus jeunes, la correction totale peut être tentée ; mais il paraît prudent de ne la faire que progressivement. Et encore le succès ne couronne pas toujours l'entreprise. Voici quelques exemples, que je prends dans mes registres :

Obs. — Léontine C...., 8 ans. Mère myope de 7 d. à droite et de 6 d. à gauche. L'état des yeux de l'enfant est le suivant : œil droit, myopie de 15 d. $V = 0,15$ avec le verre ; œil gauche, myopie de 14 d. ; $V = 0,2$ avec le verre. L'enfant a été vue en 1899, en 1900 et en 1901. Jusqu'à cette époque, elle n'a pas pu supporter autre chose que 9 d. ; pour l'œil droit, et 8 d., pour l'œil gauche. Elle lit et travaille, avec ces verres, à 25 centimètres. Je ne l'ai pas revue depuis trois ans.

Obs. — Augustin R...., 11 ans. Campagnard. Examiné le 17 juin 1899. Myopie de 15 d., égale de chaque côté. Prescription d'un verre de début de 10 d., le seul qu'il supporte. Reste avec ce verre pendant plusieurs années et ne revient que le 25 mai 1903. La myopie est alors de 24 d. ; $V = 0,2$ avec le verre. La seule prescription qui ait été pos-

sible a consisté en verres de 12 d., pour la vision de près, en lunettes,
permettant la lecture à 20 centimètres, et verres de 12 d., en pince-
nez, pour doubler les verres de lunettes, quand il s'agira de voir de
loin.

Obs. — Marie A...., 14 ans. Vue le 31 décembre 1902. Myopie
de 14 d. V = 0,3 avec le verre. On ne peut, d'emblée, prescrire autre
chose qu'un verre de 7 d. L'enfant revient le 6 avril 1904. On lui donne
des verres de 8 d. pour la vision de près. Pour la vision de loin, elle
arrive facilement à prendre un verre de 12 d., qui donne V = 0,2.

Dans ces cas de myopie forte, on parvient à faire la correction avec deux verres, l'un pour près, l'autre pour loin,
verres dont les numéros additionnés représentent le degré
de la myopie, comme dans la deuxième observation ci-des-
sus. C'est ce que l'on peut appeler une demi-correction totale.

Sattler (21) donne le même conseil, en faisant remarquer
qu'il est important de procurer une distance de travail aussi
grande possible, selon l'âge et l'acuité visuelle.

2° Age adulte. — Il est assez curieux de voir des adultes
venir se présenter une première fois pour une myopie très
élevée. Il faut admettre que la progression de leur myopie
finit par les inquiéter et les porte enfin à demander conseil.

Sexe (32), dans ses observations, nous donne deux exemples intéressants de correction totale ; la myopie était de
13 d. H. Dor (6), dans ses tableaux, cite huit cas de 14 à
25 d. corrigés totalement, chez des personnes de 24 à
40 ans.

Lorsque la myopie est très élevée, le plus souvent on
n'arrive qu'à une correction qui s'éloigne notablement de la
correction totale. Je puis énumérer quelques cas que j'ai
observés ; semblables constatations ont été faites par d'autres :

Obs. (en 1890). — Mme B..., 31 ans. Myopie de 20 d. Supporte seulement un verre de 10 d.

Obs. (en 1891). — M. C..., 30 ans. Myopie de 20 d. Ne tolère qu'un
verre de 7 d.

Obs. (en 1892). — Mme M..., 26 ans. Myopie de 30 d. Pas d'autre
verre accepté que 9 d.

Obs. (en 1893). — Mme L..., 32 ans. Myopie de 20 d. On a prescrit d'abord 9 d. Il a fallu descendre à 7 d.

Obs. (en 1899). — Mme V..., 40 ans. Myopie de 22 d. Ne supporte qu'un verre de 10 d..... etc., etc.

Dans tous ces cas, on notait un staphylome plus ou moins étendu, avec acuité visuelle réduite.

3° Age de retour. — On ne peut ici faire de correction totale absolue. La prescription d'un verre pour loin et d'un verre pour près s'impose. On peut même s'estimer heureux si l'on trouve, pour la vision de loin, un verre donnant une acuité suffisante. En voici des exemples :

Obs. (en 1891). — M. L..., 51 ans. Myopie de 20 d. Portait depuis trois ans des verres de 18 d. choisis par lui-même, avec lesquels il lisait à 20 centimètres. Il demande d'autres verres pour voir de près. C'est le verre de 12 d. qui lui donne satisfaction.

Obs. (en 1897). — Mme B..., 55 ans. Myopie de 18 d. Lunettes, pour voir de loin, de ce numéro, avec légère teinte fumée, qu'elle peut supporter, sans les quitter, pendant une heure au maximum. Pour la vision de près, verres de 12 d. permettant de lire à 20 centimètres. Cliente fidèle, revue plusieurs fois depuis.

Obs. (en 1898). — Sœur B..., 57 ans. Myopie de 15 d. Pour la vision de loin, verres de 13 d. ; pour près, verres de 6 d.

Il résulte donc, des considérations présentées jusqu'ici dans ce travail, que la correction totale, qui a pour but essentiel d'empêcher la progression de la myopie, est surtout intéressante chez les enfants et chez les adolescents. Elle est applicable d'emblée et facilement acceptée à cet âge, surtout dans les degrés faibles et moyens, environ jusqu'à 6 dioptries ; dans les degrés plus élevés, rien ne s'oppose à ce qu'elle soit essayée ; mais le plus souvent on sera obligé de recourir à la correction totale échelonnée, et même de s'en tenir à la correction partielle.

Les degrés faibles et moyens de myopie étant de beaucoup plus nombreux que les degrés supérieurs (voir le tableau du commencement), la correction totale semble pouvoir s'adresser à peu près aux deux tiers de la totalité des myopes ; on comprend donc toute l'importance d'une étude approfondie de la question.

4. — DÉTERMINATION DU DEGRÉ DE LA MYOPIE. — ASTIGMIE.

M'adressant à des ophtalmologistes, et, parmi eux, à l'élite de la corporation, j'aurais mauvaise grâce à entrer dans de longs détails sur ce sujet. J'ai seulement l'intention d'insister sur quelques points, qui ont une importance particulière pour la correction totale de la myopie.

On sait que « le verre sphérique concave le plus faible qui, disposé au foyer antérieur de l'œil myope, procure la meilleure acuité visuelle, mesure le degré de la myopie ».

On commence d'ordinaire l'examen par la recherche de l'acuité visuelle, l'examiné étant placé à 5 mètres de l'échelle, éclairée par la lumière du jour ou par la lumière artificielle selon les règles connues. Si, à ce moment, on appliquait l'essai successif des verres sphériques concaves (méthode de Donders), on commettrait deux erreurs : ou bien le sujet, s'il est jeune, révèle une acuité visuelle maxima avec un verre concave plus fort que le verre correcteur de sa myopie ; ou bien, il s'arrête à une fraction intermédiaire de l'échelle, parce qu'il a de l'astigmie, et alors le verre sphérique concave trouvé n'indique pas le degré de son amétropie.

D'ailleurs, à ce moment de l'examen, on ne sait rien ni de l'état des yeux, ni de la réfraction du sujet.

Il est donc rationnel de faire, avant l'essai des verres, l'examen objectif. La skiascopie est le procédé le plus expéditif et le plus exact. Commencer par le procédé de Cuignet, plutôt que par celui de Donders, est aussi gagner un temps précieux.

La skiascopie est une méthode de la plus grande exactitude. Comme le dit Sulzer (*loc. cit.*) : « l'observé est placé dans un cabinet noir, condition qui favorise le relâchement de l'accommodation ; mais la principale raison de ce relâchement réside dans le fait que le sujet ne se livre à aucun effort visuel durant cette détermination et n'a par cela même aucune raison ni aucun intérêt de mettre en jeu son accommodation ».

L'observateur se place à 1 mètre de l'observé : cette distance est particulièrement favorable au relâchement de l'accommodation, aussi bien chez l'observateur que chez l'observé.

Cette distance d'un mètre doit être mesurée exactement dans la chambre noire. On peut prendre comme repère, pour l'observé, l'endroit de la table en contact avec son coude gauche, pour l'observateur le bord antérieur du siège sur lequel il est assis ; cette distance sera exactement mesurée et maintenue. On peut aussi se servir d'une règle d'un mètre, pour apprécier chaque fois plus sûrement la distance à conserver.

Pour l'examen, la préférence doit être donnée au miroir plan, qui procure plus de netteté aux observations que le miroir concave.

Comme source lumineuse, on peut utiliser celle que l'on a à sa disposition pour l'examen ophtalmoscopique. Cuignet, Parent et Chibret préconisent une source lumineuse carrée, facile à obtenir en ménageant une surface carrée transparente dans une cheminée de lampe opaque.

Pour l'appréciation rapide de l'amétropie, la règle à skiascopie est l'instrument de choix. Certainement on peut faire passer successivement devant l'œil examiné les verres de la boîte d'essai ; leur diamètre est très favorable à l'observation, mais le temps perdu est de nature à faire rejeter ce procédé.

J'estime que, pour la myopie, il est utile d'avoir une règle à skiascopie spéciale, c'est-à-dire ne portant que des verres sphériques concaves. On peut avoir une autre règle pour l'hypermétropie ; et même l'on peut s'en passer dans ce cas : car la correction de l'hypermétropie est chose plus simple que celle de la myopie ; et, comme l'hypermétropie courante dépasse rarement 8 d., on peut, si besoin est, recourir à la boîte de verres.

Je me sers de la règle de Parent, construite par la maison Giroux. Elle comprend deux rangées verticales de 12 verres sphériques concaves, de 0 d. 50 à 12 d., avec les fractions de dioptrie établies comme pour les verres de la boîte d'essai. Il ne paraît pas indispensable d'aller au-dessus de 12 d., les degrés de myopie supérieurs à ce chiffre étant plus rares que les degrés inférieurs, et la détermina-

tion skiascopique devenant moins aisée dans la myopie
excessive (pupille moins bien éclairée, ombre pupillaire
plus petite).

Il est commode d'avoir sous la main une paire de lunettes, portant des verres sphériques convexes de 1 d., de
forme ronde, la monture ayant un calibre en rapport avec la
figure des enfants.

L'examiné est placé bien en face de l'observateur, et
dirige son regard selon la formule connue : vers l'oreille
gauche de l'observateur, pour l'examen de l'œil gauche ; vers
l'oreille droite de l'observateur, pour l'examen de l'œil droit.

L'expertise skiascopique donne en premier lieu : ou bien
une ombre inverse (myopie supérieure à 1 d.) ; ou bien une
ombre directe (myopie inférieure à 1 d., emmétropie,
hypermétropie) ; ou enfin une ombre irrégulière (astigmie).

Si l'ombre est directe, mettre sur le nez du patient la
lunette avec sphériques convexes de 1 d., qui produira une
ombre inverse, si le sujet est myope de 1 d.

Ayant diagnostiqué la myopie, la règle à skiascopie est
mise entre les mains de l'examiné, qui fait passer successivement au devant de son œil la série des verres concaves,
en ayant soin de placer sa pupille bien en face du centre du
verre et de maintenir ce verre aussi exactement que possible au foyer antérieur de l'œil. Le verre le plus faible qui
change l'ombre inverse en ombre directe donne le degré de
myopie à 1 d. près.

Dans le troisième volume de l'*Encyclopédie française
d'ophtalmologie*, Sulzer démontre, p. 726, qu'il existe
une erreur inévitable de la skiascopie, et que cette erreur
est de 1/40 de dioptrie. On pourra se reporter à la page
indiquée pour lire la démonstration de ce fait, sur lequel
je n'ai pas à m'étendre ici.

Dans ce même volume, à la page 301, Sulzer donne un
tableau, dans lequel est calculée l'augmentation de la force
du verre concave, chaque fois qu'il est placé à une distance
d'un centimètre et plus du foyer antérieur de l'œil. Ainsi,
pour une myopie de 7 d., le verre concave de 7 d. au foyer
antérieur f voit sa force augmenter à 1 centimètre au-delà
de f et devenir 7 d. 53, à 2 centimètres 8 d. 14, etc.

Il y a là une petite cause d'erreur qu'il n'est pas toujours possible d'éviter.

Tenant compte de ces considérations, qui peuvent forcer un peu le degré de myopie trouvé, admettant, si l'on veut, chez les enfants, une légère influence de l'accommodation, on estimera que la défalcation d'une demi-dioptrie pourra dans quelques cas ne pas être considérée comme une erreur.

Ainsi, par exemple, la détermination skiascopique (qui, en raison de sa rapidité, peut être vérifiée au besoin à deux ou plusieurs reprises), donne 6 d. ; la myopie pourra aussi être voisine de 5 d. 50.

Avant de passer à l'examen subjectif, il est important de s'occuper de l'astigmie. Déjà la skiascopie a mis sur la voie de son existence et indiqué le méridien de plus forte courbure.

D'aucuns préféreront achever la détermination complète de l'astigmie par la skiascopie. D'autres aiment mieux l'ophtalmomètre, et je me range parmi ceux-ci.

Par conséquent, le degré de myopie ayant été obtenu, le sujet est examiné à l'ophtalmomètre, et j'estime qu'il doit y avoir peu d'exceptions à cette règle.

(Il est entendu que chaque fois que l'on aura rencontré des cas d'astigmie myopique simple, leur correction, même dans les degrés les plus faibles, est, on ne saurait trop le répéter, d'une importance capitale pour empêcher le développement ultérieur de la myopie.)

Après l'examen ophtalmométrique, le sujet est soumis à l'essai des verres, opération très simplifiée par les expertises précédentes.

Je n'insisterai que sur quelques points particuliers, et qui se rapportent surtout à l'examen si important des jeunes myopes.

Les montures de lunettes des boîtes d'essai sont trop lourdes et trop compliquées pour les enfants. J'en excepte une monture décrite par Sulzer (*Encyclopédie fr. d'Opht.*, t. III, p. 637) et qu'il attribue à Arthur Chevalier. Cet appareil comprend une monture ordinaire, de dimensions moyennes, surmontée simplement d'une règle graduée ; sur cette règle courent deux aiguilles verticales, que l'on fait

mouvoir jusqu'à ce qu'elles coïncident avec le centre pupillaire ; il suffit de lire sur la règle l'écartement des pupilles.

Je préfère procéder d'une autre façon. Lorsqu'il n'y a pas
d'astigmie, j'emploie une monture à une seule rainure, très
légère, sans aucune addition. En cas d'astigmie, je me sers
d'une monture analogue à double rainure. La détermination
des verres une fois achevée, en ayant eu soin de rester au
foyer antérieur de l'œil (ce que permet la simplicité de la
monture), je me préoccupe de l'écartement des pupilles, et
de la forme à donner aux lunettes par rapport à la configu-
ration de la région orbito-nasale. Pour mesurer l'écartement
des pupilles, je me suis construit une petite règle graduée,
semblable à celle qui surmonte la lunette d'essai décrite
par Sulzer, et qui est assez longue pour évaluer aussi l'écartement des tempes. Enfin, pour connaître la forme de monture la plus appropriée, il suffit d'avoir sous la main plusieurs modèles de montures (sans verres) et d'essayer celle
qui s'adapte le mieux à la conformation de cette partie du
visage. On indique simplement sur l'ordonnance la forme
du pont ou nez de la lunette prescrite, le *nez chinois* et le
pont-selle étant ceux qui conviennent au plus grand nombre.

Ces trois opérations : détermination des verres, mesure
de l'écartement du centre des verres par rapport aux pupilles, essai de la monture de lunettes à prescrire, ne prennent
pas plus de temps à être exécutées séparément ; et elles ga-
gnent en précision, surtout chez les enfants.

Je n'ai pas à m'arrêter ici sur le choix définitif du numéro
du verre, chaque cas se prêtant à une conclusion spéciale.

En ce qui concerne les verres sphériques, on pourra souvent établir la prescription séance tenante, sauf à revoir le
sujet peu de jours après, si l'on avait quelque doute sur la
façon dont le verre serait supporté.

Pour les verres sphéro-cylindriques, surtout chez les enfants, si l'on n'est pas absolument sûr du premier examen,
il est préférable de ne pas faire la prescription de suite,
d'autant plus qu'il s'agit de verres plus coûteux, considération intéressante dans bien des cas. Il vaut mieux recom-
mencer quelques jours plus tard ; en se basant sur les premières recherches, le second examen sera moins long, moins

fatigant pour l'enfant, et cette fois le résultat aura chance d'être tout à fait exact.

Je rappellerai, pour mémoire, que les verres déterminés par la méthode de Donders peuvent être vérifiés à nouveau par la skiascopie : ce qui est souvent indispensable chez les enfants, sur les réponses desquels on ne peut pas toujours compter.

L'appréciation de l'insuffisance de convergence ne manquera pas de retenir l'attention de l'observateur.

Il n'est pas utile d'insister sur les moyens qui permettent de la déterminer (méthode de de Græfe, double prisme de Crétès, prisme de Berlin, procédé de Maddox, etc.).

L'ophtalmologiste restera juge de l'opportunité d'une intervention sur les muscles (strabisme divergent), et, au lieu de la ténotomie du droit externe, proposée par quelques-uns, il pratiquera l'avancement du droit interne (Landolt).

Quelques mots seulement sur l'*anisométropie*. La correction totale doit-elle être appliquée selon le degré de myopie de chaque œil ? Lorsqu'il existe un grand écart entre la réfraction de chaque œil, la forte différence des verres ne serait pas supportée. Quand l'écart est faible, l'essai du verre approprié à chaque œil peut être tenté avec chance de réussite ; mais c'est là une question de tâtonnement. Il ne peut pas être établi de règles fixes.

J'ai obtenu la correction totale dans le cas suivant :

Obs. — Paul B...., 15 ans, examiné en 1898. La prescription des verres a été, pour l'œil droit : Cyl. — 2 d. axe horizontal avec sph. — 5 d. ; V = 0,3 ; pour l'œil gauche : Sph. — 12 d. ; V = 0,1. La myopie de cet œil gauche était de 13 d. Le jeune homme voyait bien de près avec ces verres. Examiné de nouveau un an après, les verres étaient parfaitement supportés.

Dans d'autres circonstances, on constate que le verre le plus fort ne donne lieu à aucune plainte, mais aussi qu'il ne procure qu'une vision médiocre à l'œil le plus myope, et ceci même avec une myopie moyenne. Cependant l'examen attentif de cet œil ne révèle aucune lésion. Ainsi, par exemple, un œil est bien corrigé avec sph. — 3 d. ; l'examen de l'autre œil amène à lui prescrire sph. — 6 d. ; cependant avec ce verre de 6 d. l'œil n'a qu'une acuité visuelle inférieure à 0,1 ; et ni avec 6 d., ni avec 5 d., le sujet ne peut lire, même des caractères moyens.

Il s'agit dans ces cas, qui sont encore assez fréquents, d'amblyopie par défaut d'usage. Lorsqu'on la rencontre chez des jeunes gens, on prescrit un verre un peu inférieur au degré de la myopie, et l'on fait faire tous les jours pendant quelques minutes des exercices de lecture, l'autre œil étant caché ; au bout de quelques mois, les fonctions visuelles sont recouvrées, la lecture est possible et l'acuité s'est accrue. On peut alors prescrire le verre correcteur qui s'harmonise le mieux avec le verre de l'œil le moins myope.

Cette *amblyopie myopique*, sans lésions, je ne l'ai vue signalée que dans les *Nouveaux éléments d'ophtalmologie* de Truc et Valude (t. Iᵉʳ, p. 295). Son existence m'a été bien démontrée en plusieurs circonstances, et j'estime qu'il est bon d'y songer à l'occasion.

La correction des anisométropies a été étudiée dans le numéro de décembre 1904 des *Archives d'ophtalmologie*, par Delogé ; ce travail a été élaboré à la Clinique ophtalmologique de l'Hôtel-Dieu de Paris. L'auteur s'est servi du diploscope de Remy, qui a facilité ses recherches sur la vision binoculaire, avant et après correction ; je renvoie le lecteur à cet article intéressant.

On comprendra qu'il n'y a pas lieu d'entrer dans plus de détails sur ces différentes questions, connues de tous et réunies ici comme faisant partie du programme de la correction totale de la myopie. Je leur aurais même donné moins d'extension, si je n'avais craint que l'on ne considère comme entachés d'omissions les passages qui se seraient trouvés trop écourtés.

§ 5. — IMPORTANCE PARTICULIÈRE DE LA FORME DES VERRES ET DE LEURS MONTURES.

Il n'est pas besoin d'une longue démonstration pour faire ressortir tout l'intérêt de cette question dans la correction totale. Que de fois les verres, même dans la correction partielle, sont mal supportés parce qu'ils sont mal adaptés.

On a vu que Pfalz et Sattler préconisent les verres périscopiques. Dans le tome premier de son *Traité des maladies des yeux*, p. 186, Panas parle ainsi des verres périscopiques : « Leurs inconvénients sont d'être trop lourds, de refléter la lumière incidente et de revenir à un prix élevé ».

Dans sa brochure sur les *Lunettes et pince-nez*, G. Bull dit, p. 22 : « Il est évident que ces verres diffèrent beaucoup de la forme proposée par Wollaston, et qu'ils ne sont pas aussi périscopiques qu'ils pourraient l'être. »

Tscherning dans le tome troisième de l'*Encyclopédie française d'ophtalmologie*, pages 240 à 251, expose les conditions scientifiques que doivent remplir les verres de lunettes, dont la forme aboutit par le fait du calcul à la forme périscopique. Il ajoute : « Deux conditions d'ordre différent s'opposent à ce que l'usage de ces verres se généralise : leur prix sera toujours assez élevé à cause de leur forte courbure ; car, à cause de cette forte courbure, le nombre de verres qu'on peut tailler à la fois est nécessairement restreint ; d'autre part on ne peut pas combiner ces verres avec des cylindriques. »

Par conséquent, les verres périscopiques que l'on trouve dans le commerce sont loin de convenir à tous les cas. J'ai vu souvent pour ma part des myopes en être fort incommodés.

Je pense donc que la forme qui s'adapte le mieux aux conditions les plus favorables est la forme ronde. Ce sont, à mon avis, des verres ronds qu'il faudra prescrire pour la correction totale et faire porter pendant toute la durée des études.

Si certains parents acceptent les verres ronds pour leurs enfants, d'autres y sont opposés. On peut alors consentir à une atténuation, et concéder une grande ellipse. On conservera ainsi l'aspect usuel des verres, tout en se rapprochant le plus possible de la forme ronde.

Le verre rond ne peut être monté qu'en lunettes, et ceci nécessite que les écoliers myopes soient astreints à ne mettre que des lunettes. C'est uniquement avec des lunettes que les verres peuvent être correctement ajustés et maintenus à la distance convenable des yeux. L'instabilité du pince-nez, surtout avec des verres forts, n'est pas compatible avec la précision que demande la correction totale.

D'ailleurs on peut s'assurer expérimentalement combien plus facilement sont supportés des verres de correction totale, montés en lunettes, que les mêmes verres montés en pince-nez.

Ce n'est que lorsque l'écolier aura terminé ses études, que l'on pourra, pour se plier aux caprices de la mode, l'autoriser à porter un pince-nez, mais pour le dehors seulement.

On revient de nos jours aux verres ronds de nos ancêtres ; nos élégantes ont, avec de tels verres, de jolies faces-à-main. Mais les dimensions des verres primitifs étaient à peu près d'un tiers plus grandes que celles de nos verres ronds. Nos ancêtres n'avaient pas tort.

Lorsqu'il s'agira, dans la myopie forte, de correction échelonnée, avec prescription d'un verre pour la vision de près et d'un verre pour la vision de loin, je crois pouvoir conseiller les lunettes à verres superposés, que j'ai présentées à la *Société française d'ophtalmologie* en 1896 et dont la description se trouve dans les Bulletins de la même année ; la somme des numéros de ces verres, produite par leur superposition, donne le verre de correction totale ; ce qui amène petit à petit l'accoutumance.

Il faut signaler encore les verres à facettes, qui ont leur utilité dans les degrés très élevés de myopie ; pour ces verres, la distance pupillaire doit être très strictement établie.

Pour plaider en faveur du pince-nez, on pourra arguer que certains myopes corrigent leur astigmie par l'obliquité de leurs verres sphériques, réalisable seulement avec un pince-nez. Je répondrai que la correction ainsi faite est moins exacte que celle qui s'obtient par une combinaison sphéro-cylindrique.

Enfin, il y a une condition capitale, qui ne peut être réalisée que par les lunettes : c'est la décentration des verres, si fréquemment nécessitée par l'insuffisance de convergence des myopes.

D'une façon générale, lorsque la prescription d'un verre

prismatique sera indiquée, il vaudra mieux éviter l'addition du prisme au verre sphérique (excepté pour les verres faibles), à cause de l'augmentation de poids, et préférer la décentration.

Bull (*loc cit.*) a donné, pour le calcul de la décentration, la formule suivante :

« Le numéro du verre, en dioptries (d), multiplié par le nombre de centimètres de sa décentration (c), exprime, avec une exactitude suffisante, le numéro du prisme (p) obtenu. Cette règle est vraie pour tous les verres et pour toutes les décentrations employées. »

On a donc : $d \times c = p$,

d'où $c = \dfrac{p}{d}$, formule de la décentration.

Le calcul tout fait de la décentration est une simplification. Les *Annales d'oculistique* d'octobre 1898 ont publié des tableaux, d'après H. Triepel (*von Græfe's Archiv für Ophthalmologie*, 1898). Ces tableaux concernent les verres biconvexes et les verres biconcaves ; ils donnent, pour les verres de 1 à 10 d., la décentration en millimètr e nécessaire pour obtenir un effet prismatique de 1 à 5 degrés. Depuis la publication de ces tableaux (comme beaucoup de nos collègues sans doute), je les ai transcrits sur un petit carton que j'ai fixé en permanence dans ma boîte d'essai. Je me suis servi couramment de ces tableaux, depuis 1898, à ma grande satisfaction.

Ces mêmes tableaux sont reproduits dans le tome troisième de l'*Encyclopédie fr. d'opht.*, p. 642.

En général, il n'y aura jamais d'inconvénient à dépasser de 1 à 2 millimètres en dehors la longueur de l'écartement pupillaire ; l'erreur faite du côté interne serait au contraire très préjudiciable ; la décentration en dedans, chez les myopes, ne peut avoir sa raison d'être que dans les cas de strabisme convergent, qui constituent l'exception.

On a vu l'importance considérable que L. Dor (12) attache à la centration exacte des verres correcteurs. Il attribue les complications de la myopie beaucoup plus au mauvais centrage des verres qu'à leur trop grande force réfringente.

Je n'ai pas parlé des verres toriques, qui paraissent favorables dans la correction sphéro-cylindrique. L'usage courant de ces verres ne s'est pas encore répandu.

Dans quelques cas de sensibilité spéciale à la lumière, chez les myopes forts, il est utile de prescrire les verres avec une légère teinte fumée.

Il est entendu qu'il faut surveiller attentivement, chez les enfants surtout, la netteté et la propreté des verres ; même surveillance s'impose, pour parer à la déformation des montures.

§ 6. — PRESCRIPTIONS COMPLÉMENTAIRES.

L'indication du verre de correction et d'adaptation exactes n'est pas tout dans le traitement de la myopie. Le myope, et surtout l'écolier myope, doit être placé dans des conditions particulières, qui vont être examinées succinctement.

Ce n'est pas seulement pour les candidats à la myopie que les hygiénistes et les ophtalmologistes ont formulé des règles précises ; l'application de ces règles est tout aussi importante chez ceux dont la myopie commence et qui portent des verres de correction totale.

Il serait superflu de rappeler ici tous les avis et tous les conseils, qui ont été imprimés, affichés et propagés de toutes les façons, malheureusement pour être suivis aussi peu que possible.

On a vu que, pour Aubineau (23), le facteur le plus important dans l'apparition et le développement de la myopie est l'insuffisance de l'éclairage.

Sulzer (*loc. cit.*) incrimine l'écriture penchée, et la mauvaise attitude qu'elle entraîne. L'écriture droite, sur papier droit, corps droit est adoptée depuis dix ans dans les écoles suisses et allemandes. Bien que les chiffres rassemblés jusqu'ici ne permettent pas encore des conclusions définitives, ils indiquent cependant que la substitution de l'écriture droite à l'écriture penchée diminue le nombre des myopes.

Mais la prescription sur laquelle tous les ophtalmologistes insistent, plus que sur toute autre, est relative à l'emploi des moyens capables d'obtenir et de maintenir une distance de travail de 30 à 40 centimètres. La plupart des auteurs exigent que cette distance soit rigoureusement observée avec la correction totale.

On ne peut exiger une bonne attitude de l'écolier, si on ne lui fournit pas le moyen d'avoir cette attitude ; et le seul moyen, celui pour lequel les hygiénistes luttent depuis tant d'années, c'est le meuble scolaire adapté à la taille de l'enfant. On sait qu'il en existe une infinité de modèles. Le plus pratique est celui dont le mécanisme est le plus simple et le prix le moins élevé.

Pour maintenir l'enfant exactement à la distance voulue, on a pourvu les tables-pupitres d'appareils, appelés tuteurs contre la myopie. Ces tuteurs ont reçu différentes formes. Celui que Rolland (de Toulouse) a adapté à son ingénieux meuble scolaire, et auquel il donne le nom d'optostat, est le moins compliqué.

Mais il faut bien avouer que ces tuteurs ne sont pas en faveur auprès du public, qui les considère comme des instruments de torture. Et cependant, comme le dit très bien Rolland : « Ce n'est pas un carcan, c'est un garde-fou. »

J'ai fait mettre en expérience, dans plusieurs pensions et quelques familles de Reims, un petit meuble scolaire très simple et d'un bon marché sans précédent. On a fixé, à chaque extrémité du dossier une courroie percée de plusieurs trous ; les deux courroies sont placées en arrière de l'enfant et viennent passer sur ses épaules, comme des bretelles ; à l'inverse de ces dernières, c'est au devant de la poitrine qu'elles sont croisées, pour revenir s'attacher au dossier en longeant la poitrine sous les bras. Il est inutile d'exercer la moindre constriction ; l'écolier, se sentant retenu au dossier, n'a aucune tendance à se porter en avant, et ne peut que se tenir droit. (Brochure, avec figure, chez O. Doin, éditeur.)

On a imaginé aussi des lunettes à opercule mobile. Sattler y fait allusion dans son travail (21), sous le nom de lunettes à clapet. Un contrepoids est disposé de telle façon que l'opercule reste levé lorsque l'enfant se tient droit, et qu'il s'abaisse automatiquement au-devant des yeux, masquant tout à fait la vision, lorsque la tête s'incline plus qu'il ne convient. Un appareil de ce genre a été construit par

M. Bléreau, opticien à Paris. Notre collègue Chevallereau en a présenté un modèle à la *Société d'ophtalmologie de Paris* (mars 1903). La monture de cette lunette (qui normalement est pourvue de verres neutres) permet d'y placer, lorsque cela est nécessaire, les verres correcteurs de la myopie. Cet appareil est ingénieux. Mais, s'il peut être porté dans la famille, on ne voit pas plusieurs élèves d'une même classe se singularisant par ce demi-masque, qui les exposerait aux plaisanteries de leurs camarades. J'ai montré le modèle que je possède à plusieurs personnes ; mais je n'ai essuyé que des refus jusqu'à présent.

Le procédé indiqué par Vacher (34) est à la portée de tous les écoliers. Il consiste à interposer une règle en bois (la règle scolaire à tracer des lignes), longue de 30 centimètres, entre le menton et le livre ou le cahier. Pour donner plus de valeur à ce procédé, aux yeux des intéressés, je conseille aux opticiens d'avoir un stock de règles de cette longueur, ayant environ un centimètre d'épaisseur. Sur chacune des quatre faces, on peut faire écrire à la main ce qui suit :

1. Règle ordonnée par le docteur X. . .

. . . .

2. Distance obligatoire de travail : 33 centimètres.

. . . .

3. Cette distance se mesure en interposant la règle entre l'ouvrage et le menton.

. . . .

Y. . . . . . ., opticien à Z. . .

. . . .

On remarquera que, la distance de travail prise avec la règle entre l'ouvrage et le menton, donne, comme distance entre les yeux et l'ouvrage, de 33 à 35 centimètres. L'opticien livre une règle semblable en même temps que les lunettes prescrites.

En somme, petit moyen aussi utile qu'il est simple.

Je rappellerai enfin, comme devant accompagner la correction totale et contribuer par cela même à prévenir la progression de la myopie, le traitement général, qui variera d'après chaque cas particulier ; l'importance de cette question a déjà été établie au commencement de ce chapitre.

§ 7. — Causes d'intolérance de la correction totale.

Dans l'excellent article qu'il a écrit « sur la prescription des verres », pour le troisième volume de l'*Encyclopédie française d'ophtalmologie*, Javal dit, à la page 671 : « C'est surtout en présence des jeunes myopes que notre tâche est difficile ; je n'ose pas prétendre à poser des règles incontestables et je me bornerai à dire comment j'ai procédé, étant peut-être devenu trop prudent par la constatation de plusieurs cas extrêmement fâcheux où la myopie avait fortement augmenté, sous l'influence de l'emploi permanent de verres concaves exactement correcteurs. »

Des observations semblables à celles de Javal n'ont pas été relatées par les auteurs qui ont pratiqué systématiquement la correction totale.

Aucun accident, à proprement parler, n'a été signalé. Il est d'ailleurs bien simple de diminuer la force du verre, s'il n'est pas toléré ; la correction totale ne sera jamais la correction obligatoire dans tous les cas.

Les seuls inconvénients rapportés sont des vertiges, de la céphalée, de la fatigue oculaire, des douleurs orbitaires, surtout le rapetissement des objets et des caractères de lecture. Et encore Sattler prétend-il que ce rapetissement finit par disparaître, si l'on a la précaution de placer et de conserver les verres aussi près que possible des yeux, autant que les cils le permettent.

Toutefois les sujets nerveux, qui éprouvent ces symptômes, font souvent une opposition absolue au port des verres de correction totale.

On évitera tout ennui en recommandant formellement aux parents de tous les jeunes myopes de les faire examiner au moins chaque année, jusqu'à la fin de leur scolarité. Il en est, cela va de soi, qu'on sera obligé de revoir plus fréquemment. Pour entraîner la conviction des parents, il suffira de leur démontrer en quelques mots les dangers de la myopie pour l'avenir, chose que bien des personnes ignorent encore à cette époque d'instruction obligatoire.

CONCLUSIONS

Depuis l'époque déjà éloignée où Donders et Giraud-Teulon conseillaient la correction totale de la myopie chez les jeunes myopes d'un faible degré, pourvus d'une accommodation entière et d'une acuité visuelle normale, la majorité des ophtalmologistes est cependant restée jusqu'à ce jour fidèle à la correction partielle.

C'est en 1885, avec Förster, que reparaît la correction totale. A partir de 1892, on s'occupe sérieusement de la question. Mais c'est surtout à l'aurore du xxᵉ siècle qu'apparaissent, plus nombreux, des travaux intéressants et concluants.

Dans tous ces travaux, on admet que c'est l'excès de convergence, dans le travail trop rapproché, qui est la principale cause du développement et de l'augmentation de la myopie.

La correction totale consiste dans la prescription à l'intéressé, pour la vision de loin et pour la vision de près, du même verre concave, se rapprochant le plus possible du degré de la myopie, très exactement déterminé par les procédés objectifs et subjectifs actuels, et procurant le maximum d'acuité visuelle.

Les ophtalmologistes, qui ont appliqué la correction totale, ont constaté, entre autres résultats, qu'elle a une heureuse influence sur la progression de la myopie. Il est donc particulièrement important de la prescrire tout au début, dès que les degrés les plus faibles de la myopie sont constatés.

Les publications sur la correction totale ont bien démontré qu'elle arrête ou retarde la progression de la myopie. Mais il s'agit surtout de la myopie de travail. Il n'est pas encore prouvé que la correction totale produit d'aussi bons résultats dans la myopie maligne ou dangereuse, qui doit être traitée sous le rapport des verres correcteurs avec beaucoup de prudence.

Bien que les auteurs n'aient pas établi de classification méthodique, on peut conclure de leur manière de faire qu'il y a deux façons de procéder : la correction totale d'emblée, qui a chance d'être acceptée par les myopes jeunes et d'un degré peu élevé ; et la correction totale progressive ou échelonnée, plus facile à faire adopter dans les degrés plus élevés de myopie.

Il paraît rationnel de corriger la myopie dès ses degrés les plus faibles, une dioptrie et les fractions au-dessous de ce chiffre. De tels degrés ne se rencontrent que chez les enfants et les adolescents. Et lorsqu'on a eu la chance de les dépister et de leur appliquer la correction totale, qui est très bien supportée, on a la satisfaction de constater qu'aucun cas ne subit d'augmentation par la suite.

La myopie faible, jusqu'à 3 d., s'accommode bien aussi de la correction totale, chez les jeunes sujets.

De ces faits découle la nécessité de l'examen des yeux de tous les écoliers, pratiqué par les ophtalmologistes, afin de corriger la myopie dès sa constatation.

La réglementation de la vente des verres est aussi une mesure qui s'impose, les enfants qui sont pourvus de verres sans examen compétent ayant presque toujours une surcorrection, surtout dans les degrés faibles de myopie.

La correction totale de la myopie moyenne, jusqu'à 6 d., s'obtient encore assez facilement chez les enfants et chez les adolescents, surtout s'ils ont déjà porté des verres.

Dans la myopie forte, supérieure à 6 d., la correction totale d'emblée peut être acceptée, chez les jeunes sujets, jusqu'à 7 à 8 d. ; au-dessus, on y arrive plus facilement en recourant à la correction totale échelonnée.

La myopie excessive, supérieure à 12 d., ne comporte plus de règle générale ; c'est une question de tâtonnement pour chaque cas particulier. Les jeunes sujets sont toujours ceux chez lesquels on réussit le plus facilement, avec la ressource d'employer la correction totale échelonnée, ou de s'en tenir à la correction partielle.

En somme, les degrés faibles et moyens de myopie étant

de beaucoup plus nombreux que les degrés supérieurs, la correction totale semble pouvoir s'adresser à peu près aux deux tiers de la totalité des myopes.

La méthode de détermination la plus exacte, comme aussi la plus rapide, du degré de la myopie, est la skiascopie à distance fixe (1 mètre) ; dans ce procédé l'observateur et l'observé ne font aucun effort d'accommodation. Il n'est donc pas nécessaire d'instiller au préalable de l'atropine dans les yeux de l'examiné, à part quelques rares exceptions.

L'examen à l'ophtalmomètre doit toujours être pratiqué, non seulement pour la correction de l'astigmie myopique composée, mais aussi pour le diagnostic de l'astigmie myopique simple. Corriger les degrés les plus faibles d'astigmie, c'est augmenter la distance pour le travail de près et empêcher la production de la myopie, si fréquente chez les astigmiques non corrigés.

C'est, en fin de compte, l'essai des verres par la méthode de Donders qui réalise le côté pratique de la correction totale, chaque cas se prêtant à une conclusion spéciale.

L'anisométropie retiendra l'attention, pour être corrigée selon la tolérance du sujet.

Dans l'insuffisance de convergence, on prescrira la décentration des verres, selon l'effet prismatique à obtenir.

La forme des verres et de leurs montures est de toute importance. Pendant la scolarité, il semble convenable de ne tolérer que les lunettes ; avec elles seules on réalise la stabilité des verres, leur distance rigoureuse des yeux et leur décentration exacte. Il convient d'adopter des verres de grande dimension, à forme ronde ou elliptique

Toutes les prescriptions, qui s'appuient sur l'observation des règles de l'hygiène scolaire, sont de rigueur dans la correction totale de la myopie, et particulièrement la distance du travail rapproché. Cette distance doit être rigoureusement maintenue entre 30 et 40 centimètres. Si les verres de correction totale facilitent le travail à cette distance, il ne faut pas trop compter sur les écoliers, qui malgré les verres, tendront à se pencher sur leur ouvrage. Par conséquent, les appareils et les moyens capables de maintenir la distance de travail ordonnée, doivent être indiqués chaque fois ; les plus simples sont les meilleurs. Il est à désirer que leur emploi soit imposé.

La myopie progressant surtout chez les enfants dont l'état général laisse à désirer, un traitement approprié sera l'objet d'une indication spéciale.

Ici se termine ce travail, dans lequel je me suis attaché à réunir à peu près tout ce que l'on connaît sur la correction totale de la myopie. J'ai essayé de mettre le plus d'ordre possible dans l'exposition de mon sujet, de façon à en faciliter la lecture et la discussion. Je n'ai pas la prétention d'avoir tout dit sur la question, pas plus que de l'avoir résolue. Il me semble que trop peu de nos collègues en France ont employé la correction totale, pour que l'on puisse établir des statistiques concluantes sur tous les points.

D'ailleurs, comme je l'ai laissé entrevoir, à mon avis, la correction totale de la myopie remplira son but lorsqu'elle sera pratiquée dès les premières années d'école et sur les seules prescriptions des ophtalmologistes. La Société française d'ophtalmologie s'honorera grandement en étudiant les moyens d'arriver à une solution pratique de ces questions, d'une importance capitale pour la prophylaxie et le traitement de la myopie.

Imp. J. Thevenot, Saint-Dizier (Haute-Marne).

www.ingramcontent.com/pod-product-compliance
Ingram Content Group UK Ltd.
Pitfield, Milton Keynes, MK11 3LW, UK
UKHW020929120726
13693UKWH00003B/1216